食养女人

美丽一生

何凤娣 ◎编著

谢春林 ◎审订

化学工业出版社

·北京·

本书以"吃"为主题，从气血、经络、脏腑、代谢平衡、营养等中西医养生保健的关键点入手，将其与饮食联系起来，最终达到美容养颜的目的。本书适合爱美又爱吃的女性借鉴与参考，希望读者朋友们跟着"美容管理营养师"吃吃喝喝，轻松变美！

图书在版编目（CIP）数据

食养女人美丽一生 / 何凤娣编著． —北京：化学工业
出版社，2013.6（2014.6重印）
ISBN 978-7-122-16182-6

Ⅰ．①食…　Ⅱ．①何…　Ⅲ．①女性－食物养生－
基本知识　Ⅳ．① R247.1

中国版本图书馆 CIP 数据核字（2012）第 319568 号

责任编辑：贾维娜　胡敏　肖志明　　　　装帧设计：IS 溢思视觉设计工作室
责任校对：宋玮

出版发行：化学工业出版社（北京市东城区青年湖南街 13 号　邮政编码 100011）
印　　装：化学工业出版社印刷厂
710mm×1000mm　1/16　印张 14　字数 211 千字　2014 年 6 月北京第 1 版第 2 次印刷

购书咨询：010-64518888（传真：010-64519686）　　售后服务：010-64518899
网　　址：http://www.cip.com.cn
凡购买本书，如有缺损质量问题，本社销售中心负责调换。

定　　价：29.80 元

前　言

　　食物可以让女人姣美如花！人不能拒绝衰老，但合理饮食却可以让衰老尽可能地晚到一些，让女人更加充满健康活力与散发由内而外的美。

　　不知道有多少女人为自己不是很漂亮而伤心难过，也不知道有多少女人为此而与老公大吵大闹过。其实一个智慧的女人大可不必理会男人的这种"好色"，而是应该懂得自我修炼。要懂得爱惜自己，懂得保养，不仅让自己的生活有品质、有情调，还要懂得在青春和美丽上多多投资，让自己的肌肤柔嫩细滑，让容颜红润白皙，让身材轻盈曼妙、凹凸有致，让自己精神十足，永远都迸发出青春的活力……试想如此，就算你不是天生的美人坯子，男人的目光恐怕也很难从你身上移开。

　　美丽是每个女人一生追求的目标，然而岁月不饶人，谁也没有办法逃过岁月的"洗礼"，不过我们却有权利不接受岁月留给我们的"礼物"，让自己永葆年轻。为此有人用高级化妆品，有人注射激素，作拉皮、整容……但这些终归只是暂时的、表面的美，时间一长便又会恢复原状。美由内而外生，一个人只有脏腑功能协调，气血旺盛，才能保持皮肤光滑细嫩而富有弹性，面色才会红润、白皙、有光泽，而只有合理饮食才能调理人体阴阳平衡，安抚脏腑功能协调，保养气血和畅。民以食为天，女人的美是吃出来的，吃对了可以让你收获由内而外散发出无懈可击的美。因此女人要善于通过饮食为自己补充营养，以让自己有健康、有活力，从而实现由内而外的美丽。

　　自然饮食，天然美容，食物美容，或吃或抹，简便易学、廉价实用。不管是"舶来品"，还是传统的中医食疗美容，只要是与美丽有关的，我们都可以收为己用，成就自己的大美，像具备益气养血、排毒美容、润肤养颜、祛斑增白、祛皱抗衰、乌发美发等功效的以"吃"为主题的营养食谱，参照其制作方法，我们完全可以轻松给自己制作出美容餐。

　　总之，食物是女人最好的美容药！每一位爱美的女性朋友都可以通过饮食来达到美容与健康的目的。

编著者

2012年冬

目 录

目 录

目 录

目 录

目 录

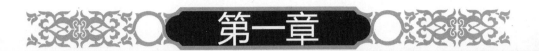

女人美丽从营养开始

健康快乐、达观自信、秀外慧中、气质优雅的女人才是真正美丽的女人。只有健康的状态才能成就女人饱满而自然的美，才能给女人的生命带来不可缺少的流光溢彩，而这一切都离不开饮食营养。

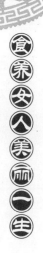

我们不反对外在修饰美，但更注重内在健康美

娇媚的容颜是每个女人梦寐以求的，每个女人都想让自己美丽、美丽再美丽，但是很多女性都将自己的美丽寄托在化妆品上，殊不知，靠"内在"滋养出来的健康迷人的美，是再好的化妆品也无法实现的。

雪白、细腻的肌肤，向来就被认定为"美人"的第一要素。"中有一人字太真，雪肤花貌参差是。"这是白居易在描述不施任何粉黛的杨贵妃的诗句，由此让我们在见识她极好皮肤的同时，也明白了自然而健康的肤色、纹理、滑润和弹性对皮肤美的重要性。

平滑、细致、有弹性、有光泽的皮肤总会比粗糙、暗淡、油腻、不洁净的皮肤更能给人以愉悦感，因此我们的皮肤需要保养。有人可能会说："如今科技这么发达，无论是化妆品，还是美容技术，都可以让女人的皮肤保持光鲜。"没错，我们不反对外在修饰美，化妆品确实能在短时间内给脸庞补上色彩，遮掩斑点，美容技术也确实可以令女人暂时保持美丽。但真正能让我们的美丽永驻的，还是内在的健康美，只有我们体内健康了，我们的"面子"才会长久光鲜。

肖悦只是一名普通的女性，五官不是特别的漂亮，也不是特别的精致，身材也不像模特那般凹凸有致，但是走过她身边的人都忍不住想多看她几眼。就连天天在一起的同事也经常会聚在一起议论她："肖悦就是'养眼'，让人越看越舒服。"

许多女性容色暗淡无光，肌肤粗糙，毛孔昭然，斑斑点点，这些影响美丽的问题都是因为人体内部脏腑器官功能失调所致，像这种问题，就算用再高级的化妆品也是无济于事的。

然而，日常生活中大多数的女性朋友都将注意力集中在了外在的美容与修饰上，而对内在的调理却全然不顾。只有同时兼顾美容与健康，才能真正拥有健康美丽的肌肤，才能收获真正的美丽。

合理饮食是健康的基础

记得曾经有人说过：饮食要像"皇帝一样的早餐、平民一样的午餐、乞丐一样的晚餐"。也就是说早餐要精、午餐要饱、晚餐要少，这是对一日三餐的要求。

饮食营养摄入要均衡，不偏食，多食水果和蔬菜，少吃多油、多盐的食物。水果和蔬菜中富含对人体健康至关重要的维生素、矿物质、抗氧化剂和植物纤维等，但是在选蔬菜和水果时，一定要选新鲜的，要注意少食用或不食用罐头制品。

保证充足的蛋白质供应。日常饮食中不应缺少瘦肉、鸡、鱼、蛋、乳制品及豆制品等。在烹调菜肴时，尽量少用些油，过多则容易导致能量过剩。

在女性的生理周期期间，会损失不少的血液，为此多食用一些鸡肝、猪肝、鸭血、瘦肉等补血的食品，另外，大枣、红小豆等也可以起到补血作用，因此，女性朋友不妨多吃些。

有调查研究表明，吸烟会加快衰老，会使女性容颜憔悴，皮肤弹性下降，毛发枯涩，因此女性朋友一定要杜绝吸烟。另外，酒、咖啡、浓茶等刺激性饮料也最好避免接触。

盲目减肥会致内分泌失调，美丽尽失

如今减肥蔚然成为一种时尚，一种寻求美丽的方法。但是越瘦就真的越美吗？追求了骨感美就能提升自己的魅力值吗？其实不然，很多时候，女性想通过节食或一些减肥药品来达到减肥的目的，但在节食的过程中，却让代谢发生严重紊乱，内分泌失去平衡，此时，诸如痤疮、黄褐斑等皮肤问题就渐渐地出现了。本来白皙嫩滑的脸不仅显得干燥粗糙，甚至还被大大小小的斑斑点点所占据。因此，女性贵在保持自然美，如果是在牺牲健康的基础上达到减肥的效果，那你付出的代价就太大了。

另外，女性朋友若想保持内在的健康美，除了饮食须合理外，生活起居还须保持规律，注意劳逸结合，尽量少熬夜，千万不要让自己的美丽毁在杂乱无

女人美丽从营养开始

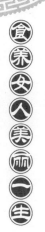

章的起居生活上。尤其是喜欢熬夜的朋友，要知道美人是睡出来的，良好的睡眠有助于内分泌协调，更有利于身体健康。

很多女性都认为不吃早餐就可以达到苗条的效果，其实不然。想身材苗条，早餐不仅一定要吃，而且还要非常讲究，低脂肪食物是首选，而且最好食用一些谷类食物、水果和奶制品（含脂肪少的牛奶），少吃油炸的食品。

"花想容"教室

如果在晚上睡觉前泡脚时，先用16克山楂和当归，以及15克白藓皮和白蒺藜用清水煎煮半个小时后，取汁与2000毫升的热水一起倒入盆中，等温度适宜后泡洗双脚40分钟左右，连续用药熏泡10天，则可以起到补血疏肝、散郁祛瘀的功效，尤其适用于面部有黄褐斑以及因服用避孕药而使面部长黄褐斑的女性朋友。

测试你的美丽IQ——献给所有爱美的女人

在面对自己的美丽时，在美容的过程中，你是否也存在着诸多的困惑呢？那么现在就来测试一下你的美丽IQ吧。

很多女性朋友虽然非常想为自己的美丽加分添彩，但在美容过程中却存在着很多的疑惑，这让她们有些踌躇不前。

米莱是个天生丽质的女孩子，即使不用化妆品也一样美得超凡脱俗。但再美的容貌也经不住岁月的侵蚀，突然有一天她发现自己的肌肤开始走下坡路了，皮肤干燥、粗糙，还生出了不少的细纹，不再像以前那样好了。她想到了美容，但是又不知道该如何下手，这让她异常困惑。

像米莱这样的想美容但又无从下手的女性不在少数，下面我们一起来测试一下，看你的美丽IQ到底如何。

汽泡式饮料真的是橘皮组织的元凶吗？错。碳酸饮料所含的矿物质和盐分可能会导致水肿状态出现，但绝不会导致橘皮组织出现。不过大家平时还是少喝汽泡式饮料为好。

葡萄柚和咖啡真的会加速新陈代谢的速度吗？错。美容医师告诫爱美的女性说："不要轻信一些传言，只有健康的饮食和均衡的运动才能加速新陈代谢。"

柠檬汁可以消除雀斑吗？不确定。柠檬汁中的果酸等物质可以去除角质、淡化肤色，但是去除顽固的雀斑却很难。不过如果将柠檬和其他的水果一起榨汁饮用，倒是可以起到淡化雀斑、青春痘，帮助消化的作用。比如将荷兰芹、橘子与柠檬一起榨汁就可以做到这一点。具体做法是：荷兰芹洗净备用；橘子去除果囊与核；榨汁机内放入冰块，用荷兰芹包裹着橘子，一起放入榨汁机榨汁；用榨汁机挤出柠檬汁，加入荷兰芹与橘子汁中，充分混合后饮用。但是柠檬汁还是不宜喝太多，否则一旦立即晒太阳，皮肤就很容易被晒黑，反而又促使雀斑的产生！

吃巧克力会长痘痘吗？错。吃巧克力不会导致痘痘产生，痘痘多是由外界环境和体内环境因素引起。

摄取较多的乳制品真的可以降低女性的脂肪吗？对。夏威夷大学的研究人员表示，即使摄取的热量相同，摄取较多乳制品的女性体重也会较其他同年龄的女性轻。乳制品如牛奶和干奶酪，在控制调整体内脂肪方面扮演着非常重要的角色。想减肥的女性如果经常吃乳制品，比不吃或极少吃乳制品的女性更容易实现减肥的愿望。

脂肪是肥胖产生的根源，只要与脂肪绝缘，就能获得苗条的身材吗？不确定。体内脂肪囤积太多，确实会导致肥胖，但是恰当和合理地摄入脂肪不仅不会很快在体内转化为脂肪储存起来，而且其分解还能在一定程度上抑制脂肪在体内合成。含有单一非饱和性脂肪的玉米油和橄榄油具有降低低密度脂蛋白的作用，是减肥健美的理想食用油。另外，脂肪类食品耐消化、抗饿，食入后可减少对淀粉类食物以及零食的摄取，对减肥也起着积极作用。

吃番茄可以减肥吗？对。一个250克的番茄只有40千卡的热量，仅相当于

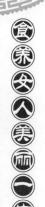

一碗米饭的五分之一。番茄易使人有饱食感，其所含的食物纤维在肠内可以吸附多余的脂肪，促进脂肪和大便排泄。饭前吃一个番茄，可以有效促进脂肪的代谢，帮助女性减肥成功。

多喝绿茶可以美容吗？对。绿茶富含维生素、矿物质、叶酸以及咖啡因等。叶酸可以中和人体内的多种有害物质，而咖啡因则有利于减少脂肪。除此之外，绿茶还可以强化人体细胞免疫力以及减缓皮肤老化的程度。

经过上面的测试，你的美丽IQ到底如何呢？其实使用化妆品大多会有这样或那样的问题，而通过饮食调理脏腑功能、加速新陈代谢、补充雌激素、补养气血等可以给肌肤带来健康自然的美。下面我们就来了解一道美容护肤养颜食谱。

柠檬汁煨鸡

原料：童子鸡1只，柠檬汁、白糖、芝麻油、食盐各适量。

做法：将宰杀好的鸡洗净斩块；炒锅内放芝麻油烧开，煎鸡块至金黄色；炖锅内注入适量清水，放入鸡块，再放入柠檬汁、白糖、食盐，盖好盖，用文火煨30分钟。

美容功效：润肤美容，化痰下气。适用于皮肤粗糙不润者。

牛奶炖鸡

原料：童子鸡1只，牛奶400克，调味品适量。

做法：将童子鸡洗净斩块放入铁质锅中，旺火煮开，然后加入牛奶文火同炖半小时，期间要不断地搅动，以免牛奶煳锅，最后加入调味品调味即可。

美容功效：补益气血，强身美容。适用于皮肤粗糙无光泽者。

"花想容"教室

每天洗脸时，最好采用温水和冷水交替的方法，即：用温水清洗面部后，涂抹洗面奶，按摩清洁后，先用温水将洗面奶洗去，然后再用冷水冲洗面部。这样不仅能达到清洁皮肤的目的，而且还可使皮肤浅表血管扩张和收缩，增强皮肤的呼吸，促进面部的血液循环，达到美容的效果。

一生都要关注饮食营养，这是美丽的资本

你要想成为女人堆中最抢眼的那一位，请关注饮食，并且要关注一生，因为这是你成就美丽的资本。

人生一世，身为女人不仅应该做纯粹、美丽的女人，还应该美到"极致"。这种美不是非要你拥有国色天香之貌、闭月羞花之美，也无须你跟她人比较，更不要你去动刀动"枪"地整形，只要你尽自己的所能，用最自然的方式成就自己的"最美"就行了！怎么成就最美呢？大自然赋予了我们很多条件，比如饮食、经络、运动、睡眠等，尤其是饮食，这是女人美丽一生的资本。

吃对于女人来说，不仅仅是为了生命存续的需要，而且吃得好不好，与女人的身体，乃至美丽有很大的关系。

美丽需要营养素，饮食可以提供营养素

我们习惯把女人比喻成"花"，想要花美，就必须有足够的阳光、营养和水分，同样，要想让女人更出色，也要注重营养，女人的营养来自"饮食"，饮食中所提供的营养素，如维生素A可以调节表皮及角质层的新陈代谢，在抗老化、去皱纹、使皮肤斑点淡化、光滑细嫩及预防皮肤癌等方面，有着广泛运用；B族维生素可以保护皮肤，避免引发皮肤干裂粗糙症，或产生痘痘等；维生素C和维生素E，在美白抗衰老方面有相当知名度，很多人都会补益维生素C、维生素E来美容保健（当然我们只建议从饮食中摄取，不提倡健康人额外补充任何营养素制剂）；另外，还有一些矿物质，像铁有助养血，保证女人面若桃花；钙、锌、硒等营养元素可以增强皮肤抵抗力，延缓衰老，益美颜。总之，美丽所需的营养都来自饮食，要想美丽，可以广摄食物，以摄取充足、全面的营养，保证自身的美丽。

美丽需要健康的身体作根基，饮食可以养护好身体，有益美丽

饮食是生命存在的根本，"民以食为天"，人的生长发育、五脏六腑、四肢百骸等，都离不开饮食的供养。如果饮食不足，或是饮食不均衡，人就会因为饮食不合理而导致疾病，影响生长发育，甚至带来更严重的健康问题，乃至死亡。女人的美丽建立在健康的基础上，身体上的任何一点问题都会在人的面部及其他外在现象中表现出来。所以，用食物调养好身体是美丽的前提，养颜先养身，食养最有益。

人的美丽无论从哪个角度来讲，都离不开食物的供养，在本书中我们会处处涉及全面饮食养生、养颜内容，大家可以根据需要自行参考。总之一句话，吃好喝好，就能美得自然，再好的化妆品、再先进的美容术也比不过食物带来的美容作用，所以女人要想美得自然，美到极致，就要善于从食物中寻找"美容药"。

"花想容"教室

根据专家的推荐，以下是女性身体需要的8大营养素：

女人所需营养素	1日需要量	最佳食物来源
叶酸	400微克	芦笋、甜菜、椰菜、强化麦片
维生素B_6	1.5毫克	比目鱼、鲱鱼、金枪鱼、瘦牛排、鸡胸肉、香蕉、土豆
维生素C	100毫克	哈密瓜、椰菜、葡萄汁、橙汁、草莓、菜椒
维生素E	23个国际单位，15毫克	花生酱、葵花油、红花油、榛子、葵花子
钙	1000毫克；50岁以上1200毫克	甘蓝、脱脂奶、酸奶酪、沙丁鱼
铁	20毫克；50岁以上15毫克；	瘦牛排、虾、加强型早餐奶酪、小麦、扁豆、杏脯、豆腐、牡蛎
镁	320毫克	荞麦、豆腐、杏仁、葵花子
锌	15毫克	牛排、猪排、小牛肉、豆腐、牡蛎

以上这8种营养素，无论对于女性的身体健康来说，还是对美容保健来说都很有益，日常生活中应注意多列入食谱中享用。

重点申明：化妆品拯救不了你

皮肤白不白、靓不靓，有先天的因素，更有后天的养成。单纯地依靠化妆品或许可以带来一时的美，但却不能带来一世的美。真正的美是吃出来的，合理饮食，能让你美得光彩照人。

一提到美容养颜，很多女性朋友首先想到的就是涂涂抹抹、瓶瓶罐罐的化妆品，其实，化妆品终究不是驻留美丽的法宝，真正能让你永葆青春、让你肌肤靓丽的还是合理的饮食。

为了让自己永葆青春，潇潇可谓在自己的脸上下了不小的功夫，且不说大把大把地将钱砸在化妆品上，还频繁地往美容院跑。虽然自己确实保持了一直靓丽的容颜，但那种美却显得有些不自然，而且高昂的费用也压得她喘不过气来。可是如果放弃，这种用钱维持起来的"靓丽"就稍纵即逝，所以潇潇很是为难。

没错，我们不能诋毁化妆品的功效，化妆品确实可以给人带来美丽，但化出来的美终归缺少了自然健康，让人一眼看上去就是假。而且如今市场上的化妆品、护肤品，质量良莠不齐，虽然有些可以美白容颜，柔嫩肌肤，但同时也对身体造成了伤害。一般的化妆品中都含有防腐剂、杀菌剂以及色素等，而且为了达到预期的效果，都会使用汞、铅、砷等重金属。曾经就有因化妆品中的有害成分严重超标，造成肾衰竭的例子。还有被很多女性朋友青睐的染发剂，里面所含的致癌物质是被世界医学专家所公认的。因此有人说使用化妆品护肤养颜无异于"饮鸩止渴"，不是没有道理的。

化妆品除了其成分对身体可能造成伤害之外，如果使用不当也会给肌肤带来不小的麻烦。如有些人用某些化妆品时，有一些不良反应，会使皮肤发红、起疹子、脱皮或溃烂等。而且一些皮肤敏感的女性，更是不能轻易使用化妆品，否则一旦引起过敏反应，难受的只有自己。

除了可能对身体造成一些伤害之外，很多化妆品就算没有被检出有害成分超标，但用过之后，却不能带来预期的效果。像有些美白类的洗面奶或乳液，虽然价格高昂，但用过之后却没有什么效果；一些洗发水，虽然上面明晰地标着去头屑，令头发乌黑亮丽，但用过之后头屑不但没有被除去，原本还算不错的发质倒变得毛糙了。不说其没有起到预期的效果，单就花那么多钱也够让人心疼一阵子的了。因此我们说：化妆品拯救不了你的美丽。智慧的女人想成就自己的美还是要通过合理而健康的饮食。下面我们就介绍几款美容养颜的食物。

三红汤

原料：红枣7枚，红豆50克，花生红衣适量。

做法及服用方法：将红枣、红豆以及花生红衣洗净，三味共同熬汤，连汤共食之。

美容功效：红枣味甘、性平，能补脾益气，改善血虚萎黄症状，红枣中的多糖成分能促进造血机能；红豆性平、味甘酸，可利尿、消肿、健脾，而且红豆中含有多种维生素和矿物质，尤其是含铁质、维生素B_{12}，有补血和促进血液循环的功能；花生味甘、性平，有益气健脾、补血止血等功效，花生止血补血的双重功效主要是花生红衣。上述三种食物都有补脾生血之功，单用有效，三味合用更能增强补血作用。

四物汤

原料：当归10克，川芎8克，白芍12克，熟地12克。

做法及服用方法：将上述四味药同放入瓦煲中，加入200毫升水，煎至150毫升时，停火。空腹热服，一日服用3次，早、午、晚每次服用10毫升即可。

美容功效：当归具有补血调经、活血止痛、泽颜润肤的作用；熟地具有补血滋阴、补精益髓作用，可以有效地改善女性脸色苍白、头晕目眩、月经不调症状；川芎具有行气活血、镇定安神、祛风湿止痛、疏肝解郁等作用；白芍具有补血滋润、缓解疼痛、舒肝健脾等作用。四者共用，可起到调经止痛、养血疏筋、活血化瘀、排除血块、减轻腹胀腹痛、使经血排出顺畅的作用，同时还起着滋润肌肤、防止皮肤老化的功效。

经常用淘米水洗手和脚，可以滋润皮肤；长期饮用酸牛奶，可以使皮肤细腻润泽；乌鸡制品，能调节肝、脾、肾功能，补充必要的营养素，维持体内代谢平衡，食用乌鸡制品，可以起到防病祛病、保养肌肤、防止早衰的目的，尤其适用于女子调经养血。

蛋白质是生命的基础，也是美的基础

蛋白质与爱美的女士息息相关，因为无论是皮肤、头发还是指甲等，想要保持健康亮泽，都需要蛋白质中的胶原蛋白来滋养。

有人曾经描绘过"蛋白质女孩"的形象："她像蛋白质一样，健康、纯净、营养、圆满……不再有纤维质的粗糙、胆固醇的油腻、钙质的稀少。"只有体内有充足的蛋白质，才会呈现出一个靓丽的女人形象。

25岁的佳佳最近可谓苦恼不堪，因为她好不容易通过节食减肥让自己拥有了一个苗条的身材，却不曾想，瘦虽瘦了，皮肤却失去以往的水嫩细致而变得松弛、粗糙了。直到有一天她遇到了一位很懂得保养的阿姨才找到了问题的症结所在。原来在减肥过程中，佳佳停止了摄取一切高蛋白的食品，如鸡蛋、瘦肉、牛奶等，平日里只吃一些水果和蔬菜。阿姨就告诉她，肌肤老化完全是因为蛋白质摄取不足造成的。她还告诉佳佳每天要保证摄入55～65克的蛋白质，平时吃一些蛋白质含量丰富的食品，如豆类、花生、肉类、乳类、蛋类、鱼虾类食物。

作为人体必需的营养素，蛋白质不仅是构成人体结构的主要成分，还是女

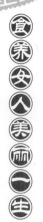

人美丽的基础。蛋白质维持皮肤新陈代谢，人体摄入充足的蛋白质便可以使皮肤白皙嫩滑、有光泽、有弹性，令头发黑而发亮，令指甲透明光滑；若体内蛋白质摄入不足，不仅人会显得消瘦，皮肤还会缺少光彩、没有弹性、发干，而且还会提早生出皱纹。

蛋白质还有助于减肥，让爱美的女性保持骄人身材。虽然肉类和乳制品富含蛋白质，但由于其给人的往往都是高热量、高脂肪的印象，因此很多女性朋友为了保持曼妙的身材，都对其避而远之。但是蛋白质不足就会导致基础代谢次数减少，而一旦基础代谢量不够，脂肪就很难燃烧，从而也就很难成就曼妙的身材了。

为此，女性朋友还是需要合理食用一些富含蛋白质的食物。

动物性蛋白质高的食物有鱼、鸡、蛋、猪肝、牛奶等；植物性蛋白质高的食物有豆类、谷类等。

牛奶滋养容颜，嫩白肌肤

牛奶的营养价值非常高。每100克牛奶中就含有蛋白质2.9克，而且牛奶中的蛋白质属于全蛋白，它含有人体本身不能合成的8种必需氨基酸，并且其消化率可达100%。中医认为，牛奶具有生津止渴、滋润肠道、清热通便、补虚健脾等功效，其具有天然保湿效果，能防止肌肤干燥，令肌肤柔润、洁白。

牛奶不仅可以直接饮用，还可以用来做各种膳食，牛奶大枣粥就是一款很不错的美容粥。

原料：牛奶500毫升，大枣25克，大米100克。

做法：将大米淘洗干净；大枣洗净和大米同煮成粥；最后再加入牛奶，烧开即可。

美容功效：此粥可补气血，健脾胃，嫩白肌肤。

豆腐营养丰富，美容驻颜

中医认为，豆腐补益清热，可补中益气、清热润燥、生津止渴、清洁肠胃。豆腐素有"植物肉"之美称，其除了含有铁、钙、磷、镁等人体所必需的微量元素外，还含有丰富的优质蛋白质，常食之，可起到美容养颜的功效。

松子豆腐就是一款很好的美容佳肴。

原料：豆腐400克，松子仁10克，高汤少许，香菜末、盐、糖、葱末、姜末、植物油各适量。

做法：将豆腐切成块，在开水锅内焯一下捞出；将松子仁用刀剁碎备用；锅内放植物油烧热，投入葱末、姜末煸出香味，放高汤和松子仁，加入盐、糖、豆腐，烧开；转文火炖煮5分钟后起锅装盘；最后撒上香菜末即可。

美容功效：此菜健脑益智，美容驻颜。

"花想容"教室 --

以往，人们往往以为鸡蛋＋牛奶、豆腐＋排骨、牛肉＋猪肝等都是营养饮食的最佳拍档，其实不然。不同食品所含的蛋白质，其消化需要不同的时间和消化液，而且蛋白质本身就是一种比其他营养物质更难消化的物质。

胶原蛋白，弹弹弹，弹掉鱼尾纹

女人到了一定的年龄，皮肤内的胶原蛋白就开始流失，从而导致皮肤"塌方"，皱纹、黯哑、粗糙、毛孔粗大、松弛等随之而来。因此，补充胶原蛋白就成了防皱除皱的良方。

女人皮肤里有80%是胶原蛋白，它像"弹簧"一样支撑着皮肤，像水库堤坝一样"锁住"水分，以防其流失，从而让皮肤有弹性、水润、白皙而光滑，不仅如此，它还能令头发长得光亮而强韧。

但有关人士研究发现，由于受生儿育女、睡眠不足、饮食、吸烟、饮酒、

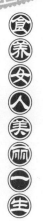

季节变换、辐射、粉尘、环境污染、心理压力等内外因素的影响，女性一过25岁，皮肤中的胶原蛋白含量就会慢慢减少，网状支撑体也随之逐渐变厚变硬，最终失去弹性。真皮层的弹性与保水度一旦降低，皮肤就失去了弹性，并开始变薄而老化，同时，真皮纤维开始断裂，真皮脂肪逐渐萎缩，汗腺及皮脂腺分泌也减少，从而使皮肤出现了松垮、色斑、皱纹等一系列老化现象。因此，补充胶原蛋白对女性美容来说就变得刻不容缓。

一天，一脸忧愁的王小姐走进我的办公室，还没坐定，就直接向我咨询如何才能让松弛的眼角不再松弛，如何才能去除眼角恼人的鱼尾纹。

王小姐也就二十七八岁的模样，看着她一脸烦恼的样子，我首先让她不要太着急，鱼尾纹并没有那么可怕。接下来我向她介绍了胶原蛋白对皮肤的润滑作用，并告诉她，随着年龄的增长，胶原蛋白会不断流失，她现在眼角出现的鱼尾纹就跟胶原蛋白的流失有直接关系，而且到40岁左右，胶原蛋白仅剩下不足原来的40%了，它本来所具有的"锁水"功能也会变得不堪一击，到那时，皮肤皱纹、黯哑、粗糙、毛孔粗大、松弛等现象便显现出来了。

王小姐听了我的介绍，感觉也很有道理，于是便急切地咨询如何去除鱼尾纹。

最后我向王小姐介绍了一些富含胶原蛋白的食物，如牛蹄筋、鸡翅、鸡皮、鱼皮及软骨等，让她回家对照一些食谱做一些粥、汤、菜。

猪皮防皱去皱，延缓人体衰老

猪皮营养丰富，除了富含蛋白质、碳水化合物和脂肪外，还含有极丰富的胶原蛋白质，可起到延缓人体衰老之功效。

下面我就向大家介绍一道补充胶原蛋白的菜肴——炖猪皮。

原料：黄豆、花生各100克，猪皮300克，八角、料酒、盐、葱、姜、蒜、味精、植物油各适量。

做法：将黄豆、猪皮洗净；姜、葱、蒜切片；猪皮整块过水后切成长条；锅里放少许油，先将八角、葱片、姜片、蒜片略炒一下，再放入猪皮爆炒，加少许料酒；将炒好的猪皮和各种作料一起倒入压力锅，放入花生米和黄豆；加清水煮至黄豆、花生米完全烂熟为止；放盐、味精调味即可。

美容功效：抗老防癌，润肌肤。

鸡翅增加皮肤弹性、滋润皮肤

鸡翅中含有大量胶原蛋白，对增加皮肤弹性、滋润肌肤十分有益。

下面我就向大家介绍一下双豆鸡翅汤的做法。

材料：黄豆、青豆各适量，鸡翅6个，盐、味精、料酒、高汤各适量。

做法：将黄豆、青豆用清水浸泡，不要将外皮除去；鸡翅放入沸水中烫一下；将清洗干净的黄豆、青豆和鸡翅一起放入砂锅，加适量高汤，用小火炖熟；最后再用盐、味精、料酒等调味即可。

美容功效：除皱，防止皮肤松弛老化，增加皮肤弹性，滋润皮肤。

牛蹄筋延缓皮肤衰老，令肌肤富有弹性

牛蹄筋内含有丰富的胶原蛋白质，脂肪含量要比肥肉低很多，且不含胆固醇。有增强细胞生理代谢、使皮肤更富有弹性和韧性、延缓皮肤衰老的功能。下面为大家介绍红烧牛蹄筋的做法。

原料：牛蹄筋250克，油菜心25克，植物油25克，酱油、黄酒各10克，姜、葱各5克，胡椒粉、味精、芡粉各1克。

做法：将泡发好的牛蹄筋放入砂锅里，加3倍水，用文火煮至八成烂时取出；将芡粉调成芡汁；油锅加热煸油菜心，倒入牛蹄筋、黄酒、姜片、葱、酱油及原汤；烧开，加味精及调好的芡汁；最后撒上胡椒粉即可。

美容功效：延缓皮肤衰老，令肌肤富有弹性。

"花想容"教室 --

将脸洗净，取1个鸡蛋，将蛋清和蛋黄以1：4的比例混合后均匀涂抹在脸上，动作要快，15分钟内不说笑，让皮肤收敛，然后用温水洗净并擦上润肤液。

此面膜适合20岁以上的女性。20～30岁者每个星期可以涂2次；

第一章

女人美丽从营养开始

15

30岁以上者可以每周涂抹3次。此面膜适用于中性、油性皮肤，可以令皮肤湿润有光泽、弹性，有助于抵御细小皱纹的产生。

还是有点儿脂肪好，美丽离不开脂肪

一说起脂肪，许多女性朋友都如临大敌，好像它就是夺走自己所有美丽和青春的元凶。其实，脂肪并不可怕，从某种意义上来讲，脂肪还是年轻女性保持青春和美丽的使者。

脂肪是人体不可缺少的营养物质之一，是人体的组织和器官的重要组成成分。脂肪不仅为人体供给热能，维持体温和保护内脏，促进人体对脂溶性维生素的吸收利用，还起着润泽肌肤的作用。

小芳是个清秀美丽的女孩儿，皮肤水水亮亮，很是招人喜欢，但她总认为自己很胖。虽然在旁人看来，小芳不仅不胖，身材还相当苗条。小芳为了不让自己再"胖"下去，以前一直爱吃的肉再也不吃了，甚至平时连食用油都不沾了。两年以后，再看小芳时，却发现她佝腰驼背，皮肤干巴巴，粗糙多屑，年纪轻轻的她眼角已经爬上了不少的鱼尾纹，乍一看上去，要比实际年龄大出很多。

其实，原本清秀美丽的小芳因为过分忌食脂肪而引起了"惧脂肪后遗症"。在如今肥胖成了新世纪文明病的同时，人们尤其是爱美的女性朋友对脂肪可谓是畏之如虎。但殊不知，物极必反。过量食用脂肪确实害处多多，但过少食用脂肪也未必就是好事。

脂肪是热量供给的主要来源，对此大家都非常清楚，但同时脂肪又有帮助身体吸收脂溶性维生素A、维生素D、维生素E等的作用。如果体内脂肪长期供给不足，就会诱发身体维生素缺乏病，从而危及皮肤健康。一旦维生素尤其是维生素A缺乏，皮肤就会变得干燥、鳞状脱屑、角化增生，抚摸起来如有鸡皮疙瘩或粗沙粒；指甲也不美观，多纹、没有光泽；头发也不再黑润，而是干燥枯黄、易脱落。

提供维持身体正常功能的不饱和脂肪酸，如亚油酸、亚麻酸等，是脂肪在身体代谢中的一个非常重要的功能。这些不饱和脂肪酸是人体的必需脂肪酸，但人体本身却不能自行合成，必须由食物提供。人体必需的脂肪酸一旦缺乏，就会导致代谢紊乱，肌肤就会出现这样或那样的问题，像皮肤角化，出现蟾蜍样皮肤等。

因此爱美的女性朋友一定不要忌讳食用脂肪，但脂肪的摄入量要适度。中国营养学会通过研究，曾制定出了中国人每日营养素需求量标准，其中对脂肪的要求是：成人每千克体重每天需要1克脂肪。根据这个需求，你就可以测出自己每天所需的脂肪量。

另外，食物中除了要把握脂肪的量，同时还应选择既富含脂肪，又富含维生素A的食物，如乳制品、黄油、牛肝、鱼肝、肥肝等。

肥肝助你肤如凝脂

由于脂肪对人体不饱和脂肪酸的作用，因此在选择脂肪食物时，要巧选含不饱和脂肪酸多的脂类食品。肥肝便是一种含大量不饱和脂肪酸的美食。

肥肝是鹅肥肝和鸭肥肝的总称。将发育良好、体格健壮的鹅和鸭，经人工强制填饲大量玉米，便长成了肥肝。肥肝含脂肪40%～65%，大多为人体必需的不饱和脂肪酸。适量地食用肥肝，能使你"肤如凝脂"。

米糠和菜籽的调和油令你肌肤亮丽

菜籽油和肥肝类似，其不饱和脂肪酸占了全部脂肪酸含量的93.86%，只是菜籽油中所含的亚油酸偏低，而且还含有大量的芥酸。而米糠油的亚油酸含量高达41.80%，消化吸收率也高达98.5%。因此将米糠油与经过脱毒精炼后的菜籽油调配，便成了调和油，其亚油酸的含量很高。因此，日常生活中，女性朋友多用米糠和菜籽油的调和油烹调食物，就可以减少因脂肪摄入不足引起的各种肌肤和容颜问题。

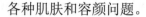

"花想容"教室

　　如果怕自身脂肪积聚太多，不妨平时通过运动来减少脂肪的含量。其实爱美的女性完全可以一边看电视一边消耗热量。

　　侧卧在沙发或是地板上，单侧举腿，两边轮流着做5分钟，可以有效地消耗50卡热量（约21焦耳）。

　　坐在健身球上，一边看电视一边顺时针或逆时针扭转腹肌，只要简单的4次就可以帮你燃烧50卡热量。特别是肚子上有"肉肉"的女性，常做这个动作还可以帮你瘦腰收腹。

　　利用所喜爱节目中间的广告时间，在室内像爬楼梯一样反复抬腿。这种动作特别适合水肿腿粗的女性，想要拥有修长的美腿，不妨常做这个简单的瘦腿动作。

维生素是皮肤最好的天然化妆品

　　研究表明，维生素能对皮肤起到防止衰老、保持细腻滋润的作用，让人更富活力、更具神采，这是一些化妆品都难以达到的效果。因此，日常膳食中需要多摄入一些富含维生素的食物。

　　生活中，很多女性朋友都将皮肤的保养问题寄希望于各种高级化妆品，希望通过化妆品来达到美白、抗老、防皱、祛斑的效果，但事实上却很难获得预期的效果。其实我们完全可以通过饮食调理来达到这些效果。

　　"这么多年过去了，你还是老样子，皮肤依然那么好。快跟我讲讲你是怎么保养的，用的什么高级化妆品？"一次，王丽去外地办事，路上遇到了十多年没见的大学同学，刚找了个地方坐定，同学就迫不及待地追问王丽如何保养皮肤的问题。因为王丽的皮肤看上去紧致、细腻，根本就看不出她快到40岁了。

王丽跟同学说："我平时仅用一些简单的化妆品做清洁和保湿用，对皮肤的保养主要还是通过饮食调理，平时会注意吃一些富含维生素的食物，如番茄、猕猴桃、胡萝卜等，而且每天我都会喝一杯新鲜的胡萝卜汁……"

有人说，维生素是皮肤最好的天然化妆品，这话一点儿不假。有关研究表明，膳食中如能摄入足量的维生素，对人体的肌肤则可以起到健美作用。因此，爱美的女性朋友不妨多食用一些富含维生素的食物。

维生素A可令皮肤柔润有弹性。若维生素A的量摄入不足，皮肤就会粗糙而缺乏光泽，还容易松弛老化。维生素A主要存在于动物肝脏、胡萝卜、黄油、鳝鱼、牛奶、韭菜、番茄、橘子、麦胚、蛋黄等中。

B族维生素也有很好的美容效果。日常膳食中若缺乏维生素B_1，皮肤不仅干燥，还容易生皱纹；若维生素B_2缺乏，则易生粉刺和色斑等；若缺乏维生素B_6，发质就容易枯黄。麦芽、谷类、蜂蜜、黑木耳、大豆、花生、香菇、蛋黄、奶酪、牛肝、鸡肝等都含有大量B族维生素。

维生素C不仅能清除毒素，分解皮肤中的黑色素，预防色素沉着，防治黄褐斑、雀斑的发生，还可促进胶原蛋白的合成，使皮肤洁白细嫩。樱桃、番石榴、柑橘、猕猴桃、绿叶蔬菜、番茄、柿子、干果和花粉等中都富含维生素C。

维生素E则可令皮肤保持弹性，并可防止皮肤衰老。富含维生素E的食物有麦胚、谷物、植物油、豌豆、芹菜、豆类、卷心菜等。

因此，制订一个维生素含量丰富的食谱，每天都按照食谱安排饮食，相信过不了多久，定能让你获得期望的美容效果。

胡萝卜润滑皮肤

胡萝卜富含维生素A，胡萝卜汁就是一款不错的润滑肌肤的饮品。

原料：新鲜胡萝卜250克。

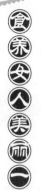

做法及用法：将新鲜胡萝卜洗净，入榨汁机中榨汁，每日喝一杯即可。每天早晚洗完脸后，还可以用新鲜胡萝卜汁20毫升拍脸，干后再用涂有植物油的手轻拍面部，也能起到改善皮肤粗糙的效果。

美容功效：滑润、强健皮肤，可防治皮肤老化粗糙。

木耳和颜润肤，令皮肤富有弹性

木须肉中所用的木耳原料就可以为我们的肌肤带来一定的滋润效果。

原料：猪肉200克，木耳25克，黄花菜25克，油菜100克，鸡蛋2个，湿淀粉10克，各种调料适量。

做法：木耳和黄花菜提前发好；猪肉和油菜洗净，猪肉切细丝，用湿淀粉、酱油、味精、料酒拌匀；锅内放少许油烧热，放入肉丝炒熟后出锅备用；再将鸡蛋炒熟出锅备用；木耳和黄花菜切小块，在热油中煸炒片刻后加入油菜和炒好的肉丝与鸡蛋，加酱油、糖，再炒片刻，最后再加葱、姜、蒜、盐，勾薄芡搅匀即可。

美容功效：润泽肌肤，令皮肤富有弹性，防治皮肤干燥、粗糙。

奶油番茄防雀斑，令皮肤洁白细嫩

奶油番茄就是一道简单易做的美容水果餐。

原料：番茄250克，鸡油10克，鲜牛奶100克，湿淀粉15克，味精、盐各适量。

做法：番茄洗净，放开水中烫一下，取出剥皮，切成小块；鲜牛奶、盐、味精及湿淀粉放入碗内，调成稠汁；炒锅上火，加150毫升水烧开，倒入番茄块，烧开；倒入调好的稠汁，不断搅动，至芡汁浓稠为止；最后淋上鸡油，出锅即可。

美容功效：滋养肌肤，防治雀斑，令肌肤洁白细嫩而润滑。

"花想容" 教室

水果除了直接食用以补充维生素外，还可以用其做出好用又有效的维生素面膜。下面就为大家介绍一款黄瓜面膜。

将1根新鲜的黄瓜洗净后，连皮切成薄片（纯黄瓜皮也可以）；然后在洗净脸后，直接敷于面部，就可以起到滋润、柔软和增白肌肤的目的。

矿物质是辅佐美丽的"小丫鬟"

矿物质是维持人体正常生理功能所必需的元素，也是人体美和健康不可缺少的物质。矿物质缺乏，会使皮肤易老、干燥粗糙，易发痤疮、溃疡，毛发干枯且容易脱落。

所谓的矿物质即铁、锌、碘、硒、铜、锰、钴、钼、铬、镍、锡、钒、硅、氟等，其不仅对生物体起着非常重要的作用，对美容护肤也起着极为重要的作用。当体内矿物质供应不足时，新陈代谢即会产生障碍，进而造成皮肤功能障碍，影响皮肤美观。

铁是人体造血原料，人体缺铁，很容易引起缺铁性贫血，致使面色苍白，皮肤无华。各种动物的肝脏、大枣、海带、芝麻酱、红小豆、黑木耳等食品中都含有丰富的铁元素。

锌参与人体内核酸及蛋白质的合成，人体缺锌，不仅眼睛干涩，呆滞无光，皮肤还会干燥粗糙，易生痤疮、丘疹等。海产品、瘦肉、核桃、松子、榛子、香椿、西蓝花、红辣椒、木耳、蘑菇、椰子、鲜枣、花生、葵花子等都含有较为丰富的锌。

铜参与蛋白质、核酸的代谢，若体内铜含量充足，可以令皮肤细腻、头发黑亮，使人焕发青春，保持健美。若人体缺铜，皮肤会干燥、粗糙，松弛而无弹性，脸色黯淡无光。动物内脏、海产品、瘦肉、乳类、大豆及坚果类等食物

第一章

女人美丽从营养开始

21

中都含有丰富的铜。

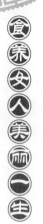

体内含有足量的碘，可以维护人体皮肤及头发的质量，能够保持头发有光泽和弹性。若人体内缺碘，皮肤会多皱无光泽。海产品中含有丰富的碘元素。

硒是一种很强的氧化剂，能使头发富有光泽和弹性，使眼睛明亮有神。五谷杂粮如小麦、小米、玉米、甜薯以及鱼类、蛋类等中都含有丰富的硒。

铬虽然在人体内含量甚微，却可以抑制脂肪酸和胆固醇的合成，若人体缺铬，皮肤会干燥无华，头发干枯而无弹性。整粒谷类、豆类、瘦肉、酵母、动物肝脏、红糖等中都含有铬，鲜葡萄和葡萄干更有"铬库"之称。

镁能维护皮肤的光洁度，若人体缺镁，可致人情绪不稳定而影响整体美。大豆、蘑菇、香蕉、黑枣、红辣椒、紫菜、坚果类等食物中都含有丰富的镁。

当然，还有其他的矿物质对人体也起着非常重要的作用。总之，人体不能缺乏矿物质。下面为大家提供几道富含矿物质的美味佳肴。

皮蛋牡蛎粥滋阴降火，改善无华肌肤

原料：皮蛋2个，鲜牡蛎肉100克，大米100克，鱼露少许，食用油、葱末各适量。

做法：将大米淘洗干净，放入锅内加清水熬煮成稀粥；皮蛋去泥料和外壳，切成小块状；鲜牡蛎肉洗净；待粥熟时将皮蛋、牡蛎肉放入粥内；最后加葱末、鱼露、食用油等调味后，再继续煮沸片刻即可。

美容功效：此粥富含矿物质，非常适合经常操劳和熬夜的女性食用，它可以改善因操劳过度引起的阴虚燥热、神疲乏力、面色无华等症状。

水果沙拉简单易做，女人都喜欢的美容食品

原料：沙拉酱100克，葡萄、香蕉、柑橘、菠萝、草莓各50克。

做法：葡萄去皮、去子；香蕉、柑橘、菠萝去皮切成块；草莓洗净去蒂切成块；将几种切成块的水果一同放入容器中；加入沙拉酱拌匀即可食用。

美容功效：葡萄、香蕉、柑橘、菠萝、草莓中都含有微量元素铬，所以此沙拉具有美容、减肥、健胃消食之功效，尤其适用于有皮肤干燥、肥胖、便秘

等症状的人食用。

核桃仁玉米羹，美容又健胸

原料：核桃仁、松仁各适量，玉米楂50克，冰糖少许。

做法：将玉米楂放入锅内加清水和冰糖熬煮成粥；粥熟时撒上核桃仁和松仁，搅拌均匀即可食用。

美容功效：核桃、松仁富含维生素E和锌，对滋润皮肤、延缓皮肤衰老、润泽头发有非常好的作用，是女性的滋补佳品。每天喝一小碗即可，否则容易引起肥胖。

"花想容"教室

人体缺乏矿物质就会令头发干枯无光泽。忙了一天的爱美女性朋友，不妨用按摩来给自己放松，同时还能舒缓头皮，令头发健康、盈亮。具体做法：睡前，盘腿坐在床上，静心，闭上双眼，用十指指腹轻轻按压头皮，由前往后，由中央往两侧，按摩5分钟。这样做不仅有利于头部的微循环，还可以保持头皮健康与舒适，能够缓解头发分叉、断裂和干枯的状况。

膳食纤维排毒养颜，成就女人大美

人体内的宿便如不及时排出，不仅对人体健康极为有害，还会影响肌肤健美光滑。而膳食纤维则能帮助人体清除有害物质，保持大便通畅，使皮肤保持光洁滑润。

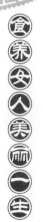
膳食纤维是健康饮食不可缺少的营养物质，不易被消化，但在保持消化系统健康上却扮演着极为重要的角色——清除肠道中的宿便，达到排毒的功效。由于膳食纤维容易被肠内细菌所酵解，而所有发酵物质都属酸性，因此可大大提高肠内益生菌的数量，增强肠道及肠黏膜的免疫能力。

小丁这几天脸色特别难看，还不住地嚷嚷着头昏脑涨。同事见她难受的样子，问她是不是生病了。谁知她非常苦恼地大倒苦水："没有啊，不过我的症状比生病还难受——便秘啊！已经5天了。"同事听后说："这简单啊，你可以多吃些芹菜，很有效的。我以前也总是便秘，不过每次都是通过吃芹菜缓解的。"

随着年龄的增长，人的胃肠蠕动会越来越慢，便秘便随之而来了。便秘的原因很复杂，但主要还是由不良生活习惯引起的，饮食中缺乏膳食纤维就是其中最为重要的原因之一。食物中膳食纤维因在肠道内吸收水分而充分膨胀，可促进肠壁的有效蠕动，使肠内容物迅速通过肠道而排出体外，客观上起到了通便的作用，同时还可将肠道内各种毒素吸附、稀释、包裹，并促使其迅速排出体外，起到肠道清道夫的作用，并可预防大肠癌的发生。

膳食纤维分为两种类型：一种是水溶性纤维，一种是非水溶性纤维。水溶性纤维主要存在于大麦、豆类、胡萝卜、柑橘、亚麻、燕麦等食物中，而非水溶性纤维主要存在于麦糠、米糠、芹菜、果皮以及根茎类蔬菜等中。

膳食纤维能够缩短粪便通过时间，增加排便量以及排便次数。水溶性膳食纤维有助于增加粪便的含水量，可以令其变软，同时促进肠道蠕动，加速自然排便，以利于减少肠内有害细菌的生长，并能避免胆汁酸大量转变为致癌物。

每天都吃一次粗粮，如玉米、小米、麦片、全麦食品等，或者每天都吃一些富含膳食纤维的蔬菜，如木耳、银耳、菌类、胡萝卜、豌豆、裙带菜等，都可以防治便秘。

接下来为大家推荐几款食谱，让大家都能补充膳食纤维，消除便秘，均衡饮食。

紫菜海藻香菇青菜汤促进排毒，延缓衰老

原料：紫菜、海藻、香菇、菠菜、鸡蛋、盐、麻油各适量。

做法：将紫菜放入凉水中浸泡5分钟后洗干净，备用；海藻事先泡好切成丝备用；香菇洗净切成长条状备用；鸡蛋打散并搅拌均匀，备用；菠菜在开水中焯一下捞出备用；锅中放水烧开，放入海藻丝煮几分钟后放入香菇条烧开，然后再放入紫菜、菠菜和鸡蛋烧开，最后放入少许盐和麻油即可。

美容功效：海藻富含海藻多糖体，有吸附毒素的作用，可促进排毒，调节代谢；香菇富含膳食纤维，不仅可以起到排毒的作用，还有清除自由基、延缓衰老、提高免疫力的作用；菠菜富含膳食纤维，有润肠通便、排出体内毒素的作用。

甘薯八宝饭促进排便，有益于身体

原料：甘薯、山药、南瓜、糙米、小米、燕麦、荞麦、黄豆、赤小豆、枸杞子各适量。

做法：将甘薯、南瓜、枸杞子洗净；山药去皮洗净备用；糙米、小米、燕麦、荞麦、黄豆、赤小豆分别淘洗干净后放入电饭锅内，加清水适量焖熟；再将甘薯、南瓜、山药、枸杞子放在蒸锅上，和各种粗粮一起蒸；蒸熟后，将全部食材拌在一起食用即可。

美容功效：甘薯富含膳食纤维，能够起到促进排便、排毒的作用；各种粗粮中不仅富含膳食纤维，同时还含有B族维生素，每天吃一些，不仅有益于身体健康，还能起到美容养颜的功效。

豆渣燕麦粥富含膳食纤维，增强肠道免疫机能

原料：豆渣200克，燕麦片70克，煮熟的赤小豆100克，白糖适量，水2碗。

做法：将水倒入锅中，烧开后倒入豆渣、燕麦片；搅拌匀，倒入煮熟的赤小豆，略煮至粥微开即可；最后，根据口味调入白糖调味即可。

美容功效：燕麦片由于是将整粒燕麦直接压片，因此保留了具有丰富营养成分的麸皮和胚芽；而且燕麦和豆渣中，膳食纤维的含量很高，因此有清洁肠道、解毒、增强免疫机能和抑制癌细胞的作用，经常食用，可有效地清除体内污物。

第一章

女人美丽从营养开始

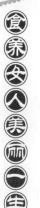

通过简单的按摩也可以起到舒畅气血、增强消化排泄功能、通畅大便、促进体内排毒的功效。具体方法：两手掌叠加，置于上腹部，先顺时针旋转按摩15次，再逆时针旋转按摩15次，移至下腹部再依前法按摩；完成后，由上腹部向下推至趾骨联合处，连续20次。不过要注意按摩前需排空小便，按摩用力不可过大，如果在按摩过程中产生了便意，要立即排便。过饱或过饥都不适宜做此按摩。另外，按摩结束后，要多饮水以促进毒素排出。

水是女人美丽的源泉，是美丽的第一要素

有时摸着自己的脸会觉得紧绷、粗糙，再照照镜子，猛然间却发现细纹也悄悄爬上了脸颊。不要担心，这并不表示你已"年老色衰"，这大多是因为你体内缺水惹的祸。喝水，会让你的肌肤恢复"水灵灵"。

很多女性朋友为了追求美丽，不是今天去美容，就是明天准备去整容，花钱、遭罪不说，到头来还难以达到预期的效果。其实，想美容很简单——多喝水。

"真是烦死了，最近总感觉脸部皮肤紧绷绷的，粗糙不说，还生出了不少皱纹。"同事小李无奈地跟张姐说。

"我看你每天不怎么喝水啊？"张姐问小李。

"工作忙，有时候就忘记喝水了。不过我也不感觉渴，一天两杯水有时候我都喝不完。"

"这可能就是你脸部皮肤粗糙的原因了。人体内大约75%的物质都是水，它是皮肤清洁、滋润与细嫩的最为廉价而特效的美容剂。如果体内水分不足，尤其是低于正常的50%时，皮肤就会开始出现衰老的现象，如粗糙、长皱纹等。所以你平时即使再忙也不要忘了喝水。"张姐帮小李作着分析。

　　水不仅是构成人体的重要物质，还是女人美丽的源泉。凡是体内水分充足的人，皮肤就会水嫩、耐看；如果人体内的含水量不足，皮肤就会变得干燥、无弹性，出现皱纹，进而让面容显得苍老。因此，女人想要美丽，还是要多喝水。

美容需要喝足水，还需要在适宜的时间喝

　　我们每天会排出2～2.5升的尿液、汗液等，但我们从食物中摄入的水分大约为0.8升，人体自身形成的水分在0.3升左右。因此，必须再饮用1～1.5升的水，才能保证体内水分充足，才能令皮肤滋润水灵、体态丰满。但这里还要注意一点，那就是每天的饮水量不能超过2升。

　　水不能一次性喝足，一天分4～5次喝为宜，且要保证在白天活动时间内喝（起床后到晚上睡觉前2～3小时的时间一般称为活动时间）。早餐前饮水最好；刚刚吃饭后不宜多饮水，否则会导致胃液稀释，影响身体健康；睡前也不宜多喝水，否则容易导致夜间多尿影响睡眠，还会诱发眼睑水肿和眼袋，进而影响美容；另外，也不要等口渴了才喝，最好每隔2个小时就喝一次。

水美容，不同水有不同作用

　　不同的水所含成分不同，对肌肤的美容作用也不同。像矿泉水中含有多种矿物质，经常饮用，不仅有健脾胃、增食欲的作用，还可以令皮肤细腻光滑；经常饮用猕猴桃汁、鲜橘汁、番茄汁等，不仅有助于减退色素色斑，还能保持皮肤弹性；花粉中所含的氨基酸、维生素、矿物质和酶类，可保持肌肤活力、不衰老，因此，可以经常将花粉加入水中饮用；红茶和绿茶则可增强人体免疫力，对肌肤有抗衰老、去斑作用，但注意不要饮浓茶。当然，作为目前人们习惯饮用的保健水、磁化水和电解活性离子水也有益于肌肤美容。

女人美丽从营养开始

水美容，清晨第一杯水要喝好

清晨第一杯水对美容尤其重要，但这一杯水到底该喝什么、怎么喝，也是很有讲究的。

清晨起来喝白开水是美容的最佳选择。新鲜的白开水中，钙、镁等矿物质不仅对身体健康有益，同时还可以保持皮肤细嫩光滑。

但是喝白开水也要注意温度，太凉和太烫都不适宜，20～25℃时效果最佳，因此时的白开水具有特异生物活性，能增强人体新陈代谢及免疫功能。第一杯水的量不要太多，也不要太少，300毫升左右最好。

清晨第一杯水一定要空腹、小口小口地喝，否则不但起不到美容作用，甚至还会影响身体健康。

"花想容"教室

如果眼睛出现水肿现象，不妨用棉棒蘸取稀释后的盐水，在眼皮上擦洗3～5分钟；经常运动眼周肌肉，也是预防眼部浮肿的良方；多按摩眼睑，让其血液循环通畅，有利于眼部浮肿的改善；闭上双眼，用手去感觉眼窝边缘的骨骼，然后用中指由眼窝外沿向内轻轻打圈，至眉头及鼻梁处稍微加压，也是消除眼部水肿的好方法。

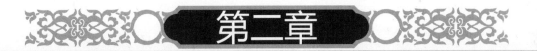

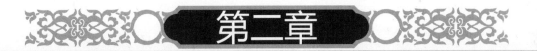

第二章

平衡是美丽的前提，吃好喝好，做平衡美人

我们的身体就是一个神奇的小宇宙，只有在平衡的前提下，身体才会健康美丽。日常饮食平衡了，我们的身体自然也就平衡了。食物的阴阳属性、颜色、荤素、酸碱性以及粗细等都会影响女性的容颜。接下来就让我们具体看一下如何保持日常饮食的平衡。

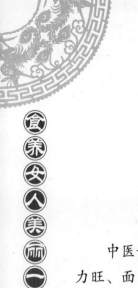

阴阳平衡是美的关键，
"同气相求"的食物调和人体阴阳

中医认为，阴阳平衡的女人是最美的。阴阳平衡的女性气血足、精力旺、面色好、体形佳、心情好。一个懂得用食物来调和自身阴阳平衡的女人，一定是个大美人！

美丽是女人一生追求的目标，高级化妆品、光子嫩肤、注射激素、拉皮整容……为了美，女性朋友们可谓各显高招。《黄帝内经》中说："阴平阳秘，精神乃治。"身体阴阳平衡，即使不用任何化妆品，由内而外也能散发出一种自然美。而如果阴不平阳不秘，各种症状就出来了，美丽也就谈不上了。

小曼本是个标致美女，无奈最近脸上长起了痘痘，颜色暗红、不痒不痛，擦了很多药膏，就是无法将痘痘褪去。后来小曼去看了医生后得知，脸上的痘痘是阴阳失调引起的。医生建议她调和身体，使阴阳达到平衡，痘痘就会自然消除。

但凡爱美的女性，没有谁不注重自己的脸，但无论是处于青春期的女性还是成年女性，对痘痘都是防不胜防，又红又大又肿的痘痘突显在美丽的脸颊上，让爱美的女性苦不堪言，虽然用了很多控油、祛痘的方法，但终究还是敌不过痘痘的"游击战"。

其实，人体很多外在的疾病，都是内部阴阳失衡的表现。《黄帝内经》中说："汗出见湿，乃生痤痱。""粉刺属肺，皆由血热郁不散所致。"也就是说，痤疮、粉刺这样的痘痘，都是因为湿气太重或血中有郁热不能散去而导致的。而阴阳平衡的女性气血足、精力旺、面色好、体形佳、心情好，也不会出现这里长疱、那里长痘的情况。因此要想做真正的美女，首先就要调和好自身阴阳。

阳气可谓人体内的火，阴液则可以被看成是人体内的水。阳气过剩，火就大了，阴液就消耗过量；而阳气不足，则阴液就会过剩了。一个人如果胃中阳气过剩，胃火就旺盛，就会吃得多、饿得快，脸上还会起痘痘；而如果一个人阳气不足，就会出现浑身发冷或手脚四季冰凉、精神不振等症状。

阳虚阴盛表现有：经常手脚冰凉、倦怠无力、少言寡语、自汗、水肿、优柔寡断等。

阳盛阴虚表现有：经常手脚赤热、口干舌燥、亢奋激动、脾气暴躁等。

通过这些特征表现，基本上就可以判定你自身的阴阳性质了。

我们可以用食物来调和身体阴阳，阳性体质可以用阴性食物来调理，阴性体质则可以多吃些阳性食物来中和。

常见的阳性食物有：生姜、韭菜、小茴香、辣椒、胡椒、南瓜、香菜、栗子、洋葱、大葱、红茶、酒等。

常见的阴性食物有：苦瓜、空心菜、马齿苋、鱼腥草、菠菜、苦菜、莲子心、丝瓜、黄瓜、芹菜、绿茶等。

常见的平性食物有：银耳、黄豆、山芋、黑芝麻、花生、土豆、白菜、圆白菜、胡萝卜、黑木耳、鸡蛋等。

下面介绍两道调理身体阴阳的营养食谱。

泡椒鳝段

原料：鳝鱼400克，泡椒50克，高汤、水淀粉、料酒、酱油、盐、胡椒粉、味精、植物油各适量。

做法：将鳝鱼切成6厘米长的段；锅内倒油用大火烧至七成热，放鳝鱼段，用中火烧1分钟至卷缩，加盐、料酒、泡椒，用中火烧3分钟至出红油；加高汤、酱油，用小火烧2分钟入味，加味精、胡椒粉、水淀粉，小火收汁起锅装盘即可。

美容功效：鳝鱼有很强的补益功能，其作用对身体虚弱、病后以及产后之人更为明显。泡椒性温，可补充体内阳气。

百合枸杞猪肉粥

原料：百合20克，枸杞子10克，猪肉碎100克，大米100克。

做法：百合、枸杞子清洗干净；大米淘净并煮成粥；放入百合、枸杞子、

平衡是美丽的前提，吃好喝好，做平衡美人

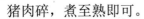

猪肉碎，煮至熟即可。

美容功效：此粥滋阴养颜，适合睡觉多汗、容易心烦、易口渴、舌红、舌苔少的女性食用。

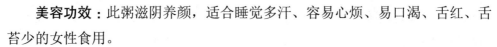

"花想容"教室

教你一个祛痘痘的小偏方：准备一些银杏仁，洗净切成薄片。每天睡觉前用纯净的温水清洗完患部后，用切成片的银杏仁反复擦患部。如此坚持7 ~ 10次后即可见效。

五色食物平衡人体五行，为追求平衡美出力

天地有五行，人体有五脏，五脏配五行。而食物分五色，只要每餐中五色食品俱全，就可以做到五行相生，调和五脏，从而滋补身体。

天地有五行：金、木、水、火、土；人体有五脏：心、肝、脾、肺、肾；食物有五色：白、青、黑、红、黄。五脏对五行，分别为：肺金、肝木、肾水、心火和脾土。

人体所需的营养物质，是任何一种单一颜色的食物都无法供给的，只有五色食物同上餐桌，才能达到饮食科学合理，才能让身体获得均衡合理的营养。下面我们就来具体看一下五色食物对应的人体五行。

红色食物养心，心对应五行为火

红色食物富含天然铁质，可起到益气补血，促进血液、淋巴液生成的作用。红色食物还具有极强的抗氧化性，可以保护细胞，又具有抗炎作用，能为

人体提供蛋白质、矿物质、维生素等，增强心脏和气血功能。除此之外，红色食物还可以促进新陈代谢，使蕴涵在食物中的脂肪能够直接燃烧，是减肥不可或缺的食物。

红色食物主要有：大枣、赤小豆、番茄、红辣椒、山楂、草莓、红皮花生、西瓜、石榴、红糖、水蜜桃、樱桃、桂圆、红肉（猪、牛、羊肉）等，不过红肉应尽量少吃。

下面为大家推荐一款养心食谱——番茄肉片炒鸡蛋。

原料：番茄2个，鸡蛋2个，瘦肉150克，淀粉、白糖、酱油、盐、味精、葱、姜片、蒜片等各适量。

做法：将番茄洗净，在开水中烫一下，去皮，切小块备用；鸡蛋打成糊备用；瘦肉切片，加白糖、酱油腌一会，再用淀粉抓匀；炒锅加热放少许油，将鸡蛋倒入后炒熟盛起；取锅另加热放油，锅热后将肉片倒下去，加入葱片、姜片、蒜片翻炒，炒至肉泛金黄时盛出；锅中再次放油加热，将番茄放入，加少许水之后，再将鸡蛋和肉片一起放入；中火焖5分钟后，加入白糖、盐、味精起锅即可。

美容功效：补益心脾，养血安神。

黄色食物养脾，脾对应五行为土

黄色食物中维生素、胡萝卜素以及纤维素的含量均比较丰富，能起到保护肠道、呼吸道黏膜，抗氧化、促进排毒、延缓衰老的作用。黄色食物养脾，多吃黄色食物可以提高脾的代谢功能。

黄色食物主要有：红薯、粟米、玉米、木瓜、南瓜、柑橘、香蕉、胡萝卜、黄豆、柠檬、蜂蜜、蛋黄、调味类（大蒜、生姜、小茴香、豆蔻、桂皮等）。

下面为大家推荐一款养脾食谱——玉米粥。

原料：碾碎的玉米糁适量。

做法：将玉米糁淘洗干净，放入烧开的水中熬煮成粥即可。

美容功效：玉米可谓粗粮中的保健佳品，它的纤维含量很高，可以刺激肠蠕动，加速粪便排泄，是降低血脂、利尿降压、治疗便秘、养颜美容、防止肠癌的最佳食物。

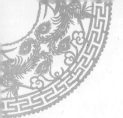

青色食物养肝，肝对应五行为木

青色食物就是平时我们所说的绿色食物。绿色食物是人体的"排毒剂"，肠胃的天然"清道夫"。大部分绿色食物都含有纤维素，能清理肠胃，防止便秘，减少直肠癌的发病率；绿色食物能够保持身体的酸碱平衡，更大程度上避免癌症的发生；绿色蔬菜中还含有叶酸，能够预防人体贫血，同时还能有效清除血液中过多的同型半胱氨酸而起到保护心脏的作用；绿茶更是含有多种抗氧自由基物质，能够延缓人体衰老。

绿色食物主要有：萝卜、白菜、豆苗、大葱、雪里蕻、莴苣、卷心菜、贝壳菜、韭菜、豆瓣菜、菠菜、小松菜、香菜、春菊、柿子椒等绿色蔬菜以及绿茶等。

下面为大家推荐一款养肝食谱——芹菜粥。

原料：芹菜150克，大米100克。

做法：将芹菜洗净切成小段，加水熬煮后取汁，与大米同煮为粥服用。

美容功效：常吃芹菜粥，对调养肝脏、降低血压、减少烦躁有一定好处，尤其对上火头痛、眩晕目赤者更宜。

白色食物养肺，肺对应五行为金

白色食物养肺，同时又是蛋白质和钙质的丰富来源，是美容养颜不可缺少的食物。常吃白色食物，能够强健肺活力，活化身体机能，从而引导出生命的基本原动力。

白色食物主要有：奶类、米面类、鸡鱼鸭类、蛋类、豆腐、奶酪、银耳、百合、山药、冬瓜、甜瓜、竹笋、花菜、莴笋等。

下面为大家推荐一款养肺食谱——百合银耳粥。

原料：百合30克，银耳10克，大米50克，冰糖适量。

做法：将银耳泡发洗净，同大米、百合入锅中，加清水适量，文火煮至粥熟后，用冰糖调服。

美容功效：可养阴润肺，健脾益气。

黑色食物养肾，肾对应五行为水

黑色食物指颜色呈黑色或紫色、深褐色的各种食物。黑色食物养肾，常食黑色食物，可以滋养身体，强化身体免疫力，同时还可有效改善虚弱体质，增强细胞活力，延缓衰老。

黑色食物主要有：黑芝麻、海藻类（裙带菜、裙带菜叶、海苔、褐藻、羊栖菜等）、黑豆、蘑菇、木耳、、蛤蜊、茄子、黑米、黑麦、紫米、黑荞麦、黑豆豉、紫菜、发菜、海带、黑桑葚、黑枣、栗子、龙眼肉、黑葡萄、黑松子、乌骨鸡、黑海参等。

下面为大家推荐一款养肾食谱——芝麻兔。

原料：黑芝麻15克，兔肉100克，葱节、姜片、麻油、味精、卤汁各适量。

做法：黑芝麻淘洗干净，放入锅内炒香备用；兔肉洗净，放入锅内加适量水煮，氽去血水，撇沫后，放入葱节、姜片、花椒等将兔肉煮熟，捞出；再将兔肉和卤汁放入锅内，用文火煮约1小时，捞出晾凉，剁成2厘米见方的块装盘；碗内放味精、麻油调匀，边搅边将黑芝麻放入，浇在兔肉上即成。

美容功效：黑芝麻有补肝肾、润五脏、强筋骨、益气力等作用；兔肉富含蛋白质。两者一起可共奏补肾润脏、增强细胞活力、延缓衰老之功效。

"花想容"教室

有些人可能会认为一日三餐中总是将五色食物配齐很麻烦，其实，我们平时在超市或市场买菜时，只要将这五种颜色的食物买齐，就不怕在烹饪时费心了，只要将它们简单地搭配起来，基本上就可以达到营养均衡了。

第一章

平衡是美丽的前提，吃好喝好，做平衡美人

不要下错筷子——辨明体质进食，做平衡体质美人

人与人的体质不同，对想保持靓丽肌肤、窈窕身材的女性来说，如果能够辨清自己的体质，就不难做到既美丽又窈窕了。

人的体质分为九种：平和质、气虚质、阳虚质、阴虚质、血瘀质、痰湿质、湿热质、气郁质、特禀质。除了平和质外，其他几种都属偏颇体质。如果不了解自己的体质，就很难做到合理饮食。

阳虚质的人怕冷，宜多吃热食

阳虚质的人疲倦怕冷，少气懒言，嗜睡乏力，容易出虚汗；肌肉不壮，甚或松弛；面色苍白或黄，没有光泽；唇色苍白；舌淡白而胖大，有齿印，舌苔白；白带清稀，性欲衰退。

阳虚质的人要多食羊肉、狗肉、雀肉、干姜、胡椒、肉桂、荔枝、茴香、羊骨、牛鞭、狗鞭、韭菜、大葱、丁香、豆蔻、桂圆等。少吃梨、西瓜、荸荠等生冷、寒凉的食物，少饮绿茶。

阳虚质食谱——当归生姜羊肉汤。

原料：羊腿肉500克，当归90克，生姜100克，精盐10克，黄酒20克，味精3克。

做法：将洗净的羊腿肉放沸水内煮净血水，捞出洗净，切成小方丁；姜和当归切片；锅置火上，加水约2000毫升，放入羊肉丁、姜片、当归片、黄酒，大火烧开，撇去浮沫，加入盐，改小火炖煮30分钟左右，加味精调味即可。

美容功效：温中补血，改善阳虚体质。

气虚质的人懒言少语，宜多食补气食品

气虚质的人形体消瘦或偏胖，体倦乏力；面色苍白无光泽，语声低怯、精

神疲惫；常出虚汗；舌淡苔白，脉虚弱；食少腹胀、大便溏泄；腰膝酸软、小便频多；白带清稀。

气虚质的人要多食小米、粳米、糯米、莜麦、扁豆、菜花、胡萝卜、香菇、豆腐、土豆、红薯、牛肉、兔肉、山药等，少食肥肉等滋腻之品。

气虚质食谱——山药粥。

原料：山药30克，大米180克。

做法：将上述两料清洗后加水适量，煮粥。

美容功效：补中益气，益肺固精，壮筋强骨，生长肌肉。

阴虚质的人皮肤干燥无华，需滋补肝肾、养阴润燥

阴虚质的人燥、热、火气太盛，有消瘦、面色偏红、口干舌燥、喝水多但还是口渴等症。

阴虚质的人宜多食酸梅汤、西瓜、沙参、麦冬、玉竹、百合、银耳、雪梨、蜂蜜、乳品、甘蔗、蔬菜、豆腐、鱼类等清淡食物，少吃葱、姜、蒜、韭、薤、椒等食物。

阴虚质食谱——沙参老鸭汤。

原料：老鸭1只，沙参50克，料酒及其他调料适量。

做法：老鸭剁块，汆水，油锅爆炒入料酒，炒出香味，将浸泡好的沙参入净布包起，放入砂锅内同老鸭一同小火微煲，直至酥软，加入调料即可食之。

美容功效：益气养阴，补中安脏，清火解热。

痰湿质的人多有虚胖，需祛痰祛湿

痰湿质的人多虚胖者，也有些人虽瘦但也有痰湿；面少血色和光泽，发青；身体好蜷缩，手足冰凉，夏天好过，冬天难熬；很少感觉口渴，不想喝水；大便次数多而不成形，夜尿也频，尿多而色清；白带过多。

痰湿质的人宜多吃粳米、燕麦、荞麦、小米、玉米、薏米、豆类、豆芽、豆腐、绿叶蔬菜、萝卜、冬瓜、苦瓜、黄瓜、各种野菜、蘑菇、瘦肉、虾、淡水鱼、牛奶、鸡蛋等，少吃或不吃补益类的食物，如骨头汤、动物内脏、人参、鹿茸、阿胶、大枣、醪糟、熟地、秋梨膏、老火靓汤、核桃、芝麻等。

平衡是美丽的前提，吃好喝好，做平衡美人

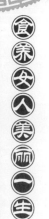

痰湿质食谱——四仁扁豆粥。

原料：薏米、红小豆各20克，冬瓜仁、白扁豆各15克，苦杏仁、白蔻仁各5克，粳米150克。

做法：先将上述所有原料淘净，凉水浸泡1小时；将浸泡好的原料倒入砂锅中，大火将水烧开，改用小火，熬至粥稠豆烂即可。

美容功效：健脾渗湿，利水化痰，润肠通便。

湿热质的人多痘多疮，清利化湿

湿热质的人面垢油光，易生痤疮粉刺，常感口干口苦，眼睛红赤，心烦懈怠，身重困倦，小便赤短，大便燥结或黏滞，带下增多，性情急躁，容易发怒。

湿热质的人宜多吃薏米、绿豆、白扁豆、冬瓜、瓠子、丝瓜、西瓜、山药、白茯苓、马兰头、黄瓜、金针菜、水芹、荠菜、荸荠、金银花、蛇肉、鲫鱼、乌鱼、泥鳅、萝卜、黄芽菜、豇豆、蚕豆、玉米、小米、金花菜、百合、苤蓝、茭白、黑木耳、芋头、苋菜、甘薯、土豆、藕等，不吃或少吃肥腻甜甘食物。

湿热质食谱——马齿苋粥。

原料：鲜马齿苋100克，粳米50克，精盐、葱花、素油各适量。

做法：将马齿苋去杂洗净，入开水锅内焯一下，捞出择去枯叶，切碎；锅内放入素油烧热，放入葱花煸香，放入马齿苋、精盐炒至入味，出锅待用；将粳米淘洗干净，放入锅内，加入适量水煮熟，放入马齿苋煮至成粥，出锅即成。

美容功效：健脾胃，清热解毒，治疗疔疮等。

血瘀质的人瘀滞成斑，应活血化瘀

血瘀质的人头发易脱落；嘴唇颜色深，唇缘尤为明显；眼眶暗黑；皮肤灰暗无光，肤质粗糙，有皮屑，干燥，甚者如鱼鳞；指甲增厚变硬，或甲面高低不平，有条状或点状白色花纹；有痛经、闭经现象。

血瘀质的人宜多吃莲藕、洋葱、蘑菇、香菇、猴头菇、木耳、海带、葛根、魔芋、金针菇、猪心、菠萝、橘仁、山楂、菱角、刺梨等，忌食辛温滋腻的食物。

血瘀质食谱——养颜甲鱼盅。

原料：甲鱼一只，料酒、姜片、火腿片、当归、玫瑰花、盐、味精各适量。

做法：将甲鱼宰杀，洗净斩块；加料酒、姜片、火腿片煨20分钟左右，移入炖盅内；加当归、玫瑰花蒸至酥烂，加盐、味精调味即可。

美容功效：美容养颜，活血化瘀。

气郁质的人郁闷不舒，应理气解郁

气郁质的人面色苍暗或萎黄；急躁易怒，抑郁寡欢，胸闷不舒；有时乳房及小腹胀痛，月经不调，痛经；咽中梗阻，如有异物；胃脘胀痛；常感头痛眩晕。

气郁质的人宜多吃佛手、橙子、柑皮、荞麦、韭菜、茴香、大蒜、火腿、高粱皮、刀豆、鱼肉、豆制品等，忌食辛辣、咖啡、浓茶等，少食肥甘厚味和收敛酸涩之物，如乌梅、青梅等。

气郁质食谱——百合莲子汤。

原料：干百合100克，干莲子75克，冰糖75克。

做法：将百合浸泡一夜后，冲洗干净；干莲子浸泡4小时，冲洗干净；将百合、莲子置入清水锅内，武火煮开后，加入冰糖，改用文火继续煮40分钟即可。

美容功效：安神养心，健脾和胃。

特禀质的人过敏连连

特禀质（即过敏体质）的人常鼻塞、打喷嚏、流鼻涕，容易患哮喘，对药物、食物、气味、花粉、季节过敏；皮肤易起荨麻疹，易生紫红色瘀点、瘀斑。

特禀质的人饮食宜清淡、均衡，粗细搭配适当，荤素配伍合理，少吃荞麦、蚕豆、白扁豆、牛肉、鹅肉、鲤鱼、虾、蟹、茄子、酒、辣椒、浓茶、咖啡等食物，腥膻发物或含致敏物质的食物也不宜吃。

第一章

平衡是美丽的前提，吃好喝好，做平衡美人

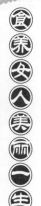

特禀质食谱——固表粥。

原料：乌梅15克，黄芪20克，当归12克，粳米100克，冰糖适量。

做法：将上述食材洗净后同放入砂锅中加水烧开，再用小火慢煎成浓汁，取出药汁后，用汁煮粳米成粥，最后加冰糖即可食用。

"花想容"教室 --

体质偏颇，身体开始起皱纹，脸上开始长痘，可以用刮痧的方法来改善。每天在有皱纹的地方，刮10～15次，一直坚持下去，皱纹就会越来越少；而如果脸上长了痘，则除了必须要刮的大椎穴（从上往下刮）和曲池穴外，针对不同区域的痘可以刮不同的穴位：额头中间偏下长痘，刮肺部区域，也就是肩胛骨的内侧；额头两侧长痘，刮肝胆区域；脸颊长痘，刮脾的区域；嘴巴周围长痘，应警惕妇科疾病。

有荤有素，不偏不倚，荤素平衡的女人不易老

如今很多人都崇尚素食，认为素食有益健康，这到底有没有科学依据呢？这种饮食对女性的美容瘦身有没有影响呢？相信这是很多人都想知道的。

"吃荤害处多，吃素才长寿"的说法似乎已经成了一种时尚，也难怪，因为大肆进食大鱼大肉导致的肥胖给人们带来了各种现代病，让人们不得不将眼光投向似乎很健康的素食，甚至有些人成为了纯素食者，一点儿荤腥都不沾。其实这种饮食观念并不科学。

芳芳因为怕自己长胖了难看，于是干脆做起了素食者，再也不沾肉

食，生菜、苹果和白米饭几乎成了她的主要食物。可是如此食用半年后，芳芳却发现自己总是没有精神，晚上睡眠质量极差，导致上班总是瞌睡。瘦身效果倒是有了，但是月经开始不规律起来，肌肤也不断地出现问题，暗黄、黯淡，没有光泽。为了身体健康和容颜的美丽，她也顾不得苗条身材了，开始恢复了有荤有素的饮食。没想到两个月以后，她的肤色不仅有了改善，就连不规律的月经也开始变得规律了。

《黄帝内经·素问·脏气法时论》中就有语云："五菜为充，五畜为助。"也就是说，平时的饮食要全面而合理。饮食中不能没有荤食，将荤食作为主食的有益补充才为合理的饮食。长期食素者轻则营养不良，导致气血亏虚，使体力不支、精神不济，重则会引发各种疾病，营养性巨幼细胞性贫血就是因为长期食素导致的疾病。而如果长期食荤同样也不合理，不仅会导致湿热质或痰湿质，令身材肥胖，还容易导致很多疾病，像糖尿病、高血压、高血脂等就跟长期食荤有关。因此合理的饮食要荤素搭配，才能保证体内气血充足，才能收获平和体质，确保健康美丽。

一般情况下，禽类、肉类、鱼虾、蛋类等，我们都称其为荤类食物。它们有温热寒凉之分，如羊肉味甘、性温而不燥，属于荤食，如果在寒冷的冬天吃羊肉不仅能抵御风寒，还能补养身体。但是如果在食用羊肉时搭配一些素食，如红枣、枸杞子、生姜、山药、香菜、葱、蒜等更能起到滋补作用。

总之，日常生活中，我们要根据饮食、生活、工作状况和身体状态来调配饮食。工作繁忙时，需要补充体力，就可以多吃一些禽、瘦肉、鱼虾等，烹调时配以各种蔬菜，既能享大快朵颐之福，又能保养身体，促进身体健康。下面就来介绍几道荤素搭配饮食。

排骨苦瓜汤营养均衡，清热解毒

原料：排骨350克，苦瓜1根，黄豆100克。

做法：将苦瓜切块，排骨和黄豆洗净；锅内加适量水，待水开后先放入排骨，滤去血水，再重新烧开水放入排骨和黄豆，小火煮1小时后加入苦瓜炖30分钟即可。怕寒凉的朋友，可以加入适量的葱、蒜。

美容功效：补充蛋白质和钙质，清热解毒。

平衡是美丽的前提，吃好喝好，做平衡美人

胡萝卜炒牛肉荤素搭配，营养丰富

原料：胡萝卜250克，牛肉200克，油适量。

做法：将胡萝卜切丝，牛肉洗净；在锅内放入少量的油，待油热后先放入胡萝卜丝，再放入牛肉炒熟。

美容功效：补充蛋白质、铁元素和胡萝卜素等，补铁防癌。

龙珠香芋饭营养丰富，丰胸美容

原料：香米饭300克，芋头150克，虾米100克，叉烧100克，腊肠50克，盐、胡椒粉、生抽各少许。

做法：芋头挖空成壳后，将挖出的芋头切粒待用；芋头粒、虾米、腊肠和叉烧炒熟后，加入香米饭炒熟；倒入芋头壳内蒸上10分钟即可。

美容功效：此饭营养丰富，有丰胸美容之功效。

"花想容"教室

　　每逢节日，鸡、鸭、鱼、肉、虾、蟹等动物性食物就会比平日多很多，虽然营养丰富，味道鲜美，但也不宜食用过多，爱美及顾及自身健康的女性朋友一定要自行控制。在食用大量荤食美味时，一定要配以大量的蔬菜和水果，以保证荤素搭配，酸碱平衡，并确保每日进食200～300克谷物食物。

多点儿碱少点儿酸，女人才不会出现容颜问题

　　皮肤粗糙常令女人头痛心烦，而"丝绸"般的肌肤与我们日常的饮食是分不开的，多摄入碱性食物，可使我们的皮肤更加光洁秀美。

你知道吗？我们的身体一样有酸碱性，女人美丽的形体、快乐的情绪以及充沛的活力，都与体内的酸碱平衡有着密切关系。研究表明，体内多点儿碱少点儿酸，就不会出现容颜问题。

小丽最近总感觉头痛，吃了不少药总不管用。而且脸色苍白，头发也失去了往日的光泽。同事们问她是不是生病了，但她也不知道到底是什么原因。后来她实在无法忍受莫名其妙的头痛折磨，便去了医院看医生。经过一番仪器检查后，她的身体并没有什么异样，最后医生也不置可否。不过最后医生建议小丽回家后多吃些碱性食物，如葡萄、香蕉、海带等，或许可以减轻头痛症状。小丽半信半疑，不过她还是听从了医生的建议，多吃了些碱性食物。一段时间后，小丽头痛的毛病确实有了改善。

小丽的问题也是很多人常遇到的问题，即：经常会感觉浑身不舒服，可就是找不到原因。其实，这种状况很有可能与人体的酸碱度有关。人体内的酸碱度平衡，身体机能才能很好地运转，人体细胞才能很好地执行任务。一般情况下，我们的身体可以自行调整体内的"环境"，以保持体液的酸碱平衡，维持新陈代谢正常。而我们日常的饮食也分酸碱性，如果摄入了大量的酸性食物，就会导致体液酸化，不仅会引起富贵病等疾病，还会影响到女性的肌肤美观。大量的肉类、香肠、快餐食品、甜食、咖啡、尼古丁、酒精等，都属于酸性食物。如今人们的生活和工作压力都很大，又缺乏运动，如果再长期大量地摄入酸性食物，就很容易造成身体酸中毒，导致血液循环能力变差，皮肤新陈代谢速度降低，使肌肤粗糙、没有光泽、色斑加重、毛孔粗大。

你的身体到底属于酸性还是属于碱性呢？现在就告诉你一种测试身体酸碱度的方法。很简单，就像我们上学时学习化学那样，用pH试纸来测定。药房里都有pH试纸，你可以买回试纸自己在家连续测三天的尿液，也可以到医院作测试。每天晨起后作一次，然后白天每隔2小时测一次。注意测的时候不能只测晨尿，因为经过一夜的新陈代谢，晨尿中有很多的有毒物质，因此尿液会呈酸性，仅是测一次不准确，要白天连续测三天后才能真正测出你的身体是否酸过度。正常的情况是pH试纸显示碱性或中性。

平衡是美丽的前提，吃好喝好，做平衡美人

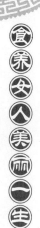

　　既然大量地食用酸性食物会导致体内酸过度而中毒，那么我们就可以多吃些碱性食物来中和我们体内的酸，让我们的身体内环境处于弱碱状态，让新陈代谢正常，让体内毒素积聚少点儿，让我们的肌肤少出些问题。一般而言，食物中所含无机质成分如硫、碘、氯、磷等较多者，可认定为酸性食物，如鸡肉、猪肉、牛肉、干酪、蛋黄、鱼子、牡蛎、鳗鱼、鲤鱼、鲫鱼、鲍鱼、虾、白米、面粉及面制品、大麦片、花生、油炸豆腐、芦笋、清酒、啤酒等。而含钠、钙、钾、镁、铁、铜等成分较多者，可列为碱性食性，如豆腐、大豆、四季豆、菠菜、莴苣、芜菁、萝卜、竹笋、甘薯、土豆、洋葱、茄子、黄瓜、西瓜、海带、柑橘、杨桃、香蕉、苹果、葡萄、柿子、牛乳、蛋白、草莓、甘蓝菜等。接下来我们看几道有助于酸碱平衡的食谱。

四季豆烩金枪鱼

　　原料：四季豆100克，金枪鱼罐头1听，生菜100克，橄榄油、醋、盐、香菜段、胡椒粉适量。

　　做法：四季豆洗净掰成小段，并用开水汆烫熟；生菜洗净切片；金枪鱼罐头中的鱼取出沥干油，切小块备用；平底锅内加橄榄油烧热放入上述的食材；放入醋、盐、胡椒粉和香菜段炒熟即可。

　　美容功效：改善体内酸性环境，有助于血液循环和新陈代谢。

鲜果沙拉

　　原料：葡萄柚1个，香菜1小把，鳄梨1个，新鲜薄荷叶4片（如买不到也可不用），橙子1个，松子仁20克，香油、香醋适量。

　　做法：葡萄柚剥皮后切丁；香菜洗净后切成小段；鳄梨削皮后切成小方块；将上述3种备料混合盛入一大碗中；新鲜薄荷叶片切细丝备用；将橙子剥皮后用榨汁机榨成果汁，再添加2茶勺香油和香醋，搅拌均匀后，撒上薄荷叶和松子仁；放入冰箱中冷藏5分钟后取出，浇在各种食材上拌匀即可。

　　美容功效：改善体内酸性环境，促进新陈代谢。

可以通过强力按摩法使身体达到酸碱平衡。具体方法是：早晨用丝瓜筋手套对肌肤进行干按摩（此方法被誉为促进身体排毒的真正妙方），可采用圈状按摩手法，自下而上地对全身施加按摩，按摩方向为肢体末端向心脏方向。按摩结束后，用一条在添加了苹果酸的热水中浸泡过并拧掉水分的毛巾来搓擦肌肤，苹果酸与热水的比例为1汤勺苹果酸比3升热水，效果会更佳。

粗粮为主，细粮为辅，粗细搭配使女人美得自然

要想身体健康、容颜美丽，不仅需要不断吸收补益养分，还需要不断地将有害的废物排出体外，这就需要在饮食中做到粗细搭配，让整个身体都清清爽爽。

许多女性朋友都认为"粗茶淡饭"有利于身体健康，饮食不但清淡，而且还一律食用粗粮，认为这样可以尽快排出体内毒素，让容颜更美。这样做到底好不好呢？

虽然生活在物质丰富的年代，但三十多岁的张铭是一位忠实的粗粮爱好者，她的一日三餐中最少有两顿都是粗粮。她不只因为爱吃粗粮，她认为粗粮能带给她健康。但自从她生了一次病以后，她的这个观念突然改变了。原来张铭最近吃完东西后总是腹胀，起初还能忍受，她没怎么在意，后来腹胀得实在难受，她就到医院检查。一检查才得知自己肠胃功能减弱，长期且大量食用粗粮导致肠胃不能充分地消化吸收，所以才胀气。医生告诉张铭饮食要粗细搭配才可以。

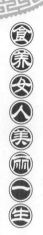

如今吃粗粮为很多人所青睐，但就像张铭似的，长期食用粗粮会影响身体健康，如果健康没有了，美丽当然也就是谈不上了。因此饮食不能单纯地依靠粗粮。

但是单纯地食用细粮是不是就好呢？这也是不科学的。生活中有些女性朋友就是粗粮一点儿不沾，一律吃细粮。细粮中的成分主要是淀粉，其为酸性物质，长期食用细粮，会消耗体内的碱性物质钙，从而导致钙缺乏，影响皮肤美白；细粮还是温性食物，大量地食用细粮，就会生痤疮、粉刺，扁桃体发炎等；吃细粮还会致使情绪不稳定，易冲动，令睡眠质量降低。总之，单纯吃细粮不论对身体健康，还是美容养颜美体都是有不利影响的。

因此饮食一定要粗细搭配，而且最好能够以粗粮为主，细粮为辅。粗粮中含有丰富的蛋白质、钙、铁、维生素B_1、维生素B_2以及多种矿物质，能为人体提供足够的热量。粗粮中还含有大量的膳食纤维，能够促进新陈代谢，可以使胃肠清洁，使体内的毒素尽快排出体外。因此在平时的饮食中我们不能只吃细粮，要既吃粗粮，又吃细粮，重视粗细粮搭配的营养平衡。只有粗细粮搭配着吃才会使粗、细粮中的营养成分形成互补，以满足身体的需要。

粗粮主要指含纤维成分多的淀粉类食物，如燕麦、玉米、小米、紫米、高粱、燕麦、荞麦、麦麸、糙米以及各种干豆类，如黄豆、青豆、赤豆、绿豆等，还有薯类，如红薯等。细粮则主要指精白面粉和精米等。下面我们就来看几道粗细搭配的营养食谱。

二米南瓜粥

原料：大米50克，小米50克，南瓜300克，冰糖适量。

做法：将大米和小米分别淘洗干净；南瓜洗净去皮剔瓤，切成小块；水烧开，将米和南瓜一同放入水中，烧开后改中火煲40分钟；加入冰糖使之溶化；待米和南瓜烂熟即可。

美容功效：此粥不仅营养美味，滋补脾胃，还是美容养颜的佳品。

金银饭

原料：大米两杯，玉米粒一杯。

做法：将大米和玉米粒淘洗干净，同时放入电饭煲中蒸30分钟；待饭熟保温后再继续闷10分钟即可。

美容功效：玉米富含维生素C，有使人长寿、美容等作用。玉米胚尖所含的营养物质有增强人体新陈代谢、调整神经系统的功能。常食用金银饭能使皮肤细嫩光滑，可以抑制、延缓皱纹的产生。

桂圆粥

原料：桂圆50克，大米100克，白糖适量。

做法：将大米淘洗干净，同桂圆一同放入锅中，加适量清水熬煮成粥，最后加入白糖调味即可。

美容功效：桂圆粥色泽鲜艳、质软香甜、清香诱人、滑而不腻，有补铁、补血、养气、安神之功效，是爱美女性日常养生健美之佳品。

"花想容"教室

贫血的人在食用粗粮时一定要和细粮以及含有丰富优质蛋白质的肉类一起食用。粗粮中含有大量的膳食纤维，而贫血的人一旦吃下太多的膳食纤维，就可能降低蛋白质的利用率，还会影响人体对矿物质的吸收。

平衡是美丽的前提，吃好喝好，做平衡美人

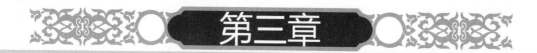
气血养护"女人花"，从食物中寻找气血养生大药

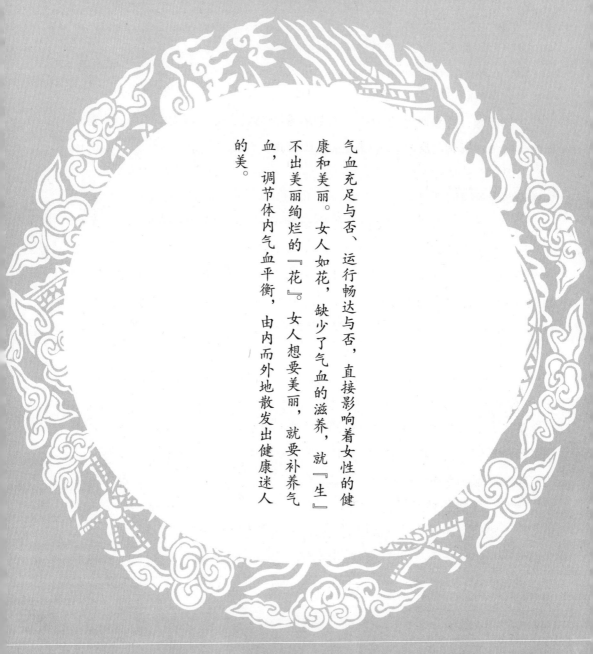

气血充足与否、运行畅达与否，直接影响着女性的健康和美丽。女人如花，缺少了气血的滋养，就『生』不出美丽绚烂的『花』。女人想要美丽，就要补养气血，调节体内气血平衡，由内而外地散发出健康迷人的美。

气血是真正让女人美丽的"圣品"

气血是美颜的最好物质。只要人的气血充足，才会拥有健康与美丽。而日常饮食则是保证人体气血充盈的关键。

《黄帝内经·灵枢·本脏》中说："人之血气精神者，所以奉生而周于性命者也。"气血是人体生命活动的根本。人体的形和神都离不开气血的濡养，气血不充沛，人就会显得无精打采，就会有衰老的表现。气血运行不畅，气不能将血液输送到皮肤，皮肤就会因缺少血液的滋养而显得粗糙、松弛；而血液中的废物因无法被运行不畅的气血运走，停留在皮肤上，就会引起色素沉着，慢慢就形成了色斑。而且，气血失衡，水湿严重，毒素堆积，诸如痤疮、面色萎黄、肌肤松弛、眼袋、浮肿等问题都找上门来了，昔日原本素净美丽的俏脸再也不复存在了。因此爱美的女士一定要爱护自身的气血。

不到30岁的小张，每到夏季天气闷热之时，就会出现头晕目眩、食欲不振、全身乏力的症状。而且她还坐不了车，一上车就头晕、恶心、冒虚汗，多年不愈。一次又在车上晕倒后，好心人将她送到医院，经医生诊断她才得知，原来自己的状况是由于长期节食减肥导致的气血不足引起的。医生给她开了一些补气补血的食补方子，让她回家吃。

《黄帝内经·素问·调经论》："人之所有者，血与气也。"中医理论认为，气血是人体最重要的物质。气血充盈，才会有健康美丽。气血充足，气色就会好，即使不化妆也一样能呈现出姣好的容颜。那么平时该如何补充气血呢？

其实，想让身体保持充沛的气血也很简单，只要在日常饮食中，注意营养构成合理，食物品种多样化，粗细搭配，有荤有素，就一定可以保证气血充足。而一些贫血的女性，在饮食中多注意摄入富含铁元素的食物，如猪肝、猪血、瘦肉、奶制品等，就可以慢慢恢复健康的体质。

另外一日三餐要有规律，既不能节食，也不能暴饮暴食，只有饮食规律才

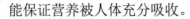

能保证营养被人体充分吸收。

下面就来介绍几款补充气血的食谱。

丽参鸡汤

原料：母鸡500克，高丽参40克，葱、姜、蒜、味精、盐、料酒各适量。

做法：姜去皮，洗净，切片；鸡去肠杂，洗净去皮及肥脂，加入姜片少腌片刻去异味；高丽参斩段；最后将全部材料放入煲内，加入适量清水，慢火煲3小时即可。

美容功效：母鸡肉蛋白质含量较高，且易消化，对有营养不良、畏寒怕冷、乏力疲劳、月经不调、贫血、虚弱的人有很好的食疗作用；高丽参可以大补元气，能够通血泻火、提神止烦、调中开胃。丽参鸡汤气血双补，健脾开胃，是女性养颜美容的佳品。

当归红枣

原料：排骨1根，枸杞子、红枣各10枚，当归4片，葱、姜、蒜、盐、鸡精等调味料适量。

做法：将斩好块的排骨放入热水锅中汆水，洗净血水后放入砂锅内炖；砂锅内再加入枸杞子、红枣、当归、葱、姜、蒜等，大火烧开，再转小火炖至排骨酥烂；最后加盐、鸡精等调味即可。

美容功效：滋阴润燥，补血养颜，滋养肌肤。

黄豆雪梨猪脚汤

原料：雪梨1个，大豆50克，猪脚半只，姜3片，葱、蒜、盐等调味料适量。

做法：将猪脚放入开水锅中汆水，再加入姜片去异味，捞出洗净；锅中放清水，将猪脚、雪梨、大豆、葱、姜、蒜一同放入清水中煮，煮开后再继续用旺火煮15分钟转慢火煲1小时；最后加盐等调味料调味即可。

美容功效：梨子有"百果之宗"的美誉，猪脚富含胶原蛋白。此汤滋阴清热，补血补气，常喝可以祛咳润肺、清心美肤、润滑肌肤、缓解声沙口干等。

早上7点到9点时段，是人体气血运行至胃经的时候，此时正是胃气最旺盛的时候，在此时段一定要吃一餐质量佳的早餐，如1杯脱脂奶加1碗提子干燕麦片（提子干1汤勺及燕麦片半杯）。黑色提子干含丰富铁质，有很好的补血功效，能为你的容颜添上泛泛微红。配上高纤燕麦片，可以刺激肠胃蠕动，将体内废物迅速排走，黯哑的肤色自然就会消失。

测试：你需要补气补血吗？

一个人气血足与不足，是可以通过外表判断出来的。眼睛、头发、皮肤等都可以透露出一个人的气血问题。

很多女性朋友都知道气血对自身的健康以及美丽的重要性，只是不知道该如何判断自己是否气血不足，是否需要补血。伊一就曾经是这样一个人。

伊一很清楚女人的美丽与气血是分不开的，只是她不清楚自己到底是不是气血不足，是不是需要补气补血。一天她遇到了身为营养师的阿姨。阿姨从头到脚看了她一遍，并且还摸摸她的手，看看她的手指和指甲，甚至还要求看看她的牙龈，最后阿姨欣喜地告诉伊一，她气血旺盛，不用补气血。伊一对阿姨的这一通"检查"很困惑，她问阿姨："难道通过你这么一看就可以知道我的气血状态了？这太神了。"阿姨告诉她，其实一个人的气血足不足，是可以通过几个方面来判断的。

接下来我们就将伊一阿姨的判断方法一一介绍给大家，你也来测试一下自己到底需不需要补血。

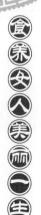

眼白。眼白的颜色可以反映出你是否气血充足。如果你的眼白颜色混浊、发黄，有血丝，眼袋严重，眼干涩，眼皮沉重，这都表明你体内气血不足，需要补养气血了。

皮肤。如果皮肤显得粗糙、无光泽、发暗、发白、发青、发红，而且还长斑，这都和气血不足有关。健康而气血充足时，肌肤应该是红润有光泽、有弹性，没有皱纹、没有斑斑点点。

头发。头发毛糙，干枯发黄，易开叉，还经常脱落，这都是气血不足的表现。健康而气血充足情况下的头发应该乌黑发亮，浓密不易脱落，柔顺而不毛糙。

耳朵。耳朵颜色暗淡、无光泽、有斑点表示气血不足；耳朵圆润、肥大、饱满、呈淡淡的粉红色、有光泽、无斑点、无皱纹，则表示你气血充足。但若耳朵开始萎缩，显得枯燥，有很多斑点，皱纹丛生，则表示你肾脏功能开始衰竭，必须引起你的高度注意了。

手温。人体气血充足，一年四季手都是温暖的；但若你的手冰凉，或者只有手心偏热或容易出汗，都代表你体内已经气血不足了。

手指指腹。手指指腹如果扁平、薄弱，指尖还细，就表示气血不足；气血充足时，你的手指指腹会饱满肉多而有弹性。

手指青筋。如果在食指上能够看到青筋，说明你从小消化功能就弱，并且一直延续到现在，导致你体质弱、气血两亏。

手掌。如果掌心下方接近腕横纹的地方纹路多而深，就表示你体质弱，气血不足，而且容易患妇科疾病。

指甲。先看指甲的半月形。健康而气血充足状态下，除了小手指之外，其他的指甲都有半月形，而且大拇指的半月形应该占整个指甲面积的1/5～1/4，食指、中指、无名指的半月形应不超过整个指甲面积的1/5。指甲没有半月形或者只有大拇指有半月形，都表示体寒，气血不足。

牙龈。牙龈萎缩，牙齿缝隙变大，说明气血不足，身体已经慢慢衰老。

睡眠。睡眠质量差，入睡困难，易惊醒，夜尿多，呼吸深重或打呼噜的人都是气血不足；气血充足的人入睡快、睡眠沉，睡眠质量佳，呼吸均匀，一觉能睡到自然醒。

通过以上测试，如果你发现自己气血不足，则需要赶紧通过饮食等方法来调养。下面就介绍两道补养气血的食谱。

豆腐炖鱼头

原料：豆腐（北）300克，胖头鱼鱼头500克，猪肉（肥瘦）150克，香菇50克，精盐、味精、胡椒粉、料酒、姜、大葱、青蒜、鲜汤各适量。

做法：将胖头鱼鱼头去鳃，由下颚处下刀劈开，冲洗干净后沥去水分；青蒜洗净后切成段；大葱洗净切段，姜切片；豆腐和香菇均切成片下开水焯一下；锅置火上，放入鱼头、香菇、葱段、姜片、料酒和鲜汤，烧开后撇去浮沫；加盖改用小火炖至鱼头快熟时，拣去葱和姜；加入豆腐片继续用小火炖至烂熟；撒入精盐、味精、胡椒粉和青蒜段稍炖片刻即成。

美容功效：气血双补，美容养颜。

山药排骨汤

原料：猪排骨（大排）500克，山药250克，芹菜25克，味精、花椒、胡椒粉、盐、大葱、料酒、姜各适量。

做法：将排骨切成条，放入开水中氽，捞出洗净，沥干水分；芹菜洗净切段；取一炒锅，放入清水、排骨条、葱、姜、料酒、芹菜段，用中火烧开，转为小火炖，放入花椒；将山药去皮切成块后放入开水中氽一下，捞起；待排骨炖至5成熟，放入山药炖3小时，待排骨酥烂时，拣去葱、姜、芹菜，放入盐、味精、胡椒粉即可。

美容功效：山药和排骨都有气血双补的功效，能够有效改善体质虚弱、贫血等症状。

"花想容"教室

是不是气血充足，还可以通过运动来测试。稍稍运动便感觉胸闷、气短、疲劳并难以恢复，表示气血不足；而运动后稍作休息会很快恢复，显得精力充沛、浑身轻松，则气血旺盛。

气血养护『女人花』，从食物中寻找气血养生大药

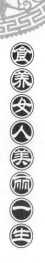

血奉养身体，美丽莫贵于此

人体是"血肉之躯"，血充足，皮肤才红润，面部才会有光泽；血充足，肌肉才发达，体形才会健美。因此爱美的女性追求娇容，追求窈窕身材，首先要养血。

《千金方》中说：女子"以血为本，以血为用。""血"是女性生命的依托，血不充沛，就会体虚多病，体虚多病就无言美丽。

李延最近一年来面色苍白、头晕、唇甲苍白、发枯、肢涩、头晕、眼花、乏力，时而心慌心悸。去医院看了医生才得知，原来是贫血的缘故。后来在医生的调理下，逐渐康复，脸色也恢复了以往的红润，精神也比以前好多了。

易疲劳、低烧、稍微活动后便感心慌、气短，头痛、头晕、目眩、耳鸣、记忆力下降、注意力不集中、失眠多梦、食欲下降、腹胀、恶心、皮肤干燥粗糙、头发干枯无光泽，脸色不红润，嘴唇苍白，这就意味着贫血。血是女性容颜最重要的物质基础，女性养颜的根本就是滋阴补血。《黄帝内经·灵枢·决气篇》中说："血脱者，色白，天然不泽。"只有血充足了，你才会面若桃花、红润而有光泽，毛发才能生长得茂盛黑泽，经血也正常；如果血不足，面色就会萎黄无华，毛发枯萎，经期也不正常。因此爱美的女人，应该学会用血液由内而外地滋养自己。

血不足也就是我们平时常说的"贫血"。由于生理原因，女性本来每个月就要失血一次，但又加上减肥瘦身等原因，很多女性都患有或轻或重的贫血症。因此在日常生活中，女性朋友就需要多了解一下哪些食物是可以补血的。

补血食品有：乌骨鸡、鸡蛋、猪血、猪肝、黑芝麻、胡桃肉、龙眼肉、红糖、红枣、赤豆、莲子、核桃、山楂、黄鳝、海参、菠菜、胡萝卜、黑木耳、虾仁等。

补血中药有：当归、川芎、红花、桃仁、党参、黄芪、熟地、何首乌、枸杞子、山药、阿胶、丹参、玫瑰花等。这些中药都可以和食物做成药膳食用。

下面我们就来学着做几道补血食品佳肴。

乌骨鸡手卷

原料：乌鸡腿100克，烤海苔20克，米饭100克，紫叶生菜15克，香葱3克，红椒1个，酱油10克，盐2克，胡椒粉1克，黄酒5克。

做法：乌鸡腿剔骨切小丁，用盐、胡椒粉、黄酒腌渍；葱洗净切葱花；红椒切丝；锅中放少许油煸香葱花后放入乌鸡腿肉，煸炒出香味；烹入酱油、黄酒，放少许盐翻炒至熟，放入米饭翻炒均匀，加少许胡椒粉，盛出放凉待用；烤海苔垫底放上洗净的紫叶生菜，再铺上炒好的乌骨鸡米饭，用手将两面往里卷，卷成手卷，放少许红椒丝点缀。

美容功效：乌骨鸡补血益阴，养颜美容。

黑糯米粥

原料：大枣30克，桂圆10粒，黑糯米100克，红糖适量。

做法：将大枣洗净，桂圆去皮洗净待用，黑糯米淘洗干净；锅内加适量清水，将大枣、桂圆和黑糯米一同放入锅中，用慢火煮成稀粥状；粥成后放入少量红糖调味即可。

美容功效：黑糯米被誉为"黑珍珠"，营养价值很高，除含蛋白质、脂肪、碳水化合物外，还含丰富的钙、磷、铁、维生素等，具有补血养气之功效。黑糯米与大枣和桂圆共食，更能起到补血养气、调经、温肾健脾之功效。

十全大补汤

原料：猪肉500克，猪肚、墨鱼各50克，肉桂3克，熟地、当归各15克，炒川芎6克，白术、白芍、茯苓、党参、黄芪各10克，炙甘草6克，姜30克，葱、花椒、黄酒、盐各适量。

做法：黄芪、肉桂、熟地、白术、炒川芎、当归、白芍、茯苓、炙甘草、党参等10味中药装入纱布袋内；猪肉、猪肚、墨鱼洗净切块后同纱布药袋放

入锅内，加清水适量，放姜、黄酒、盐、花椒等；大火烧开后，用文火煨炖，待肉烂熟后食用。

美容功效：大补气血，适合贫血严重者食用。

"花想容"教室 ----------

黄酒核桃肉膏可以用来改善女性贫血的症状。具体做法是：将500克核桃肉捣碎后放进锅中，加入150毫升黄酒和适量红糖，封严，蒸1小时即可。食用时，用清水送服，有补血养血、润肠通便的作用。

气血不分家，气血兼补女人才更美

中医认为"血为气母，气为血帅"。气血乃是人精神状态的基础，只有气血都充盈，颜面才会靓丽。

女人都想青春永驻，都想让容颜如孩童一样娇嫩。可一过了35岁，皮肤不细腻了，面色不红润了，身材也变形了。身为一个女人，拥有靓丽的容颜和肌肤当然很重要，但是肌肤只是其表，影响肌肤美丽的因素却是身体内的气血。中医认为，脏腑气血不足，就会表现在外在的肌肤、颜面上。气虚则面无光泽，精神倦怠，疲乏无力；血虚则会皮肤粗糙，面色苍白或萎黄。没有好气血，脸色当然会很难看，美丽也就谈不上了。

王丽天生皮肤细腻，白里透红。但不久前，因为患阑尾炎而不得已做了手术后，脸一下子变得很苍白了，皮肤也显得有些粗糙不润泽了，精神也没有以前好了，爬一层楼梯都会觉得很累。后来还是一位在医院工作的阿姨告诉她说，手术导致她气血不足，她应该吃些补气血的补品，另外在饮食中也要特别注意多吃一些补气血的食物。

中医认为"血为气母，气为血帅"。气血是构成人体生命、生理活动的基本物质，调养好气血也就为美丽夯实了基础。

中医学中，气属阳，主动，气有推动、温煦、营养、固摄、调节的作用，气需要血的营养；血属阴，主静，性凉，血的运行要靠气的推动和温煦作用而完成，同时为了保持血液按一定的脉道运行，不至于逸出脉外，这又需要气的固摄作用。血属阴，气属阳，血的宁静与气的推动、固摄之间形成了一个阴阳的协调平衡，这样就保证了气血的正常运行。因此说气血不分家，气血兼补而充盈，才能收获如水般的滋润肌肤和美丽容颜。

引起女性气血不足的原因有很多，像脾胃虚弱、饮食不足、失血过多、肾气亏虚、劳累过度等都易引起气血不足。如今大多数女性生活与作息都不规律，经常熬夜，甚至为了减肥瘦身强制自己少食，都会引起气血不足；每个月在月经来潮时，也会消耗和流失一部分血液；如今做人流的女孩越来越多，如果不能及时调养，就很容易导致气血不足。

女人气血两亏的表现为：面色苍白、神疲乏力、少气懒言、唇甲色淡、畏寒肢冷、自汗、头晕耳鸣、心悸气短、发育迟缓、皮肤干燥、毛发枯萎、指甲干裂、视物昏花、手足麻木、失眠多梦、健忘心悸、精神恍惚等。

如果气血不足也不加以及时调理，体内脏腑功能会逐渐衰退，就会加速衰老。

气血不足首先需要调理脾胃。脾为气血生化之源，只要健脾胃、助消化的食物都可以转化为气血，如小米、山药、大枣、枸杞子、赤小豆、薏米等，平时可以多加食用。脾胃强健了，吃东西香了，人也就有精神了，看上去也就显得年轻而焕发光彩了。下面推荐几款食谱。

百合红枣银杏羹

原料：百合50克，红枣10枚，白果50克，牛肉300克，生姜两片，盐少许。

做法：将新鲜牛肉用滚水氽烫后捞出洗净切薄片，白果去壳用水浸去外层薄膜，红枣去核，生姜去皮切片；瓦煲内加入适量清水，先用猛火煲至水滚，放入百合、红枣、白果和生姜片，改用中火煲百合至将熟，加入牛肉，继续煲至牛肉熟，放入盐少许，盛出即食。

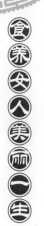

美容功效：百合富含淀粉、蛋白质、脂肪及钙、磷、铁等矿物质，具有润肺止咳、宁心安神、补益气血的功效；红枣也有补益气血之功效；银杏具有益肺气、治咳喘、止带虫、缩小便、平皱皮、护血管、增加血流量等食疗作用和医用效果。此羹具有补血养阴、滋润养颜、润肺益气的作用。

黄芪红糖粥

原料：黄芪30克，粳米100克，红糖30克，陈皮6克。

做法：将黄芪洗净切片，放入锅中，加清水适量煎煮，去渣取汁；将粳米淘洗干净，与陈皮、红糖放入锅中，再倒入黄芪汁，加清水适量，煮至米烂熟即成。

美容功效：黄芪有补气固表、止汗脱毒、生肌、利尿、退肿之功效；红糖味甘甜，性温润，有润心肺、和中助脾、缓肝气、补血、破瘀之功效；陈皮味辛、苦，性温，有理气健胃、燥湿化痰的作用。此粥有益气养颜的功效，适用于气血虚弱所致颜面苍白无华者食用。

归参鳝鱼羹

原料：当归10克，党参20克，鳝鱼500克，葱、姜、蒜、味精、食盐、料酒、酱油等各适量。

做法：将鳝鱼洗净剖好；当归、党参装入纱布中，与鳝鱼同入锅内，放入调料，加水适量；烧开后用文火煎熬1小时即成。

美容功效：当归具有补五脏、生肌肉、益中气、补血养血、调经止痛、润燥滑肠等功效；党参具有补中益气、健脾益肺之功效；鳝鱼补气养血、温阳健脾、滋补肝肾、祛风通络。此羹能大补气血。

"花想容"教室

保持平和愉悦的心态有助于女人调养气血。情志不畅、肝气郁结，最易使血液暗耗。而平和的心态、愉快的心情，不但可以增强身体免疫力，还能促进造血机能更加旺盛，使面色红润、经血调畅、精力充沛。

善补女人血，阿胶是首选

女人与血如鱼和水，二者分不开，离不了。女人要想花容美丽，更需要血的滋养。阿胶是传统的且很珍贵的补血药材，所以女人补血可首选阿胶。

女人与血天生有缘。中医学认为，女性养生要注重养血、活血。在《黄帝内经·素问·上古天真论》中有这样的说法：女子在14岁时会"天癸至，任脉通。"任脉主血，所以女子到14岁时，由于任脉通畅、血足了，配合太冲脉（太冲脉主阳气），即冲脉气带着任脉血而行，所以女子到14岁时就会来月经，女人一旦来月经。一生都与血离不开关系。女人生孩子，还有的女人喜欢在自己的身上动刀动枪地"整容"，或者意外伤害，或是某些疾病等，都会使女人体内血不足，所以女人的一生都处于"血液紧张状态"。

女人的血不足，就会导致花容失色，脸不红润，脸色苍白晦暗；血不足，不足以运行气，所以气血不足，女人就容易衰老，容易长斑，容易没有精气神，容易生病，"女人花"就不美。所以补女人血很重要。

我们的祖先，在补女人血的临床积累中为后人留下了很多宝贵的经验。如阿胶就是补女人血的首选。阿胶补血始于《神农本草经》，被列为上品。其中告诉我们阿胶是以山东东阿县的阿井水煎乌驴皮而得。当然有的还以牛皮及其他多种动物皮类炼之，但以驴皮用阿井水煎成者为最佳。所以现在的阿胶都是以驴皮熬制而成的。

阿胶有滋阴补血的功用，可治血虚、吐血、便血、妇女月经不调等，对虚劳贫血、咯血、胎产崩漏等症有良好疗效。在《本草纲目》中记载，阿胶可以"疗吐血、衄血、血淋、尿血……女人血痛、血枯、经水不调，无子，崩中，带下……和血滋阴，除风润燥"……可见阿胶对诸多血症和风症都有很好的防治作用。所以在日常生活中，女人补血，要想使气血充盈，养护好"女人花"，

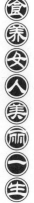

可以适当选择阿胶。

阿胶补血，如何使用？下面我们一起来学习。

阿胶粥

原料：大米或小米100克，阿胶15克，冰糖适量。

做法：阿胶砸碎后，先用少量开水溶化（水的量以没过阿胶一指即可），备用；大米或小米如常法煮粥，粥成后，将溶化好的阿胶一起倒入锅中，煮沸即可。吃时加入冰糖一起食用。

美容功效：本方可常食，能补血益肾，滋养女人花容，强身健体，延年益寿。

阿胶羹

原料：阿胶250克，黄酒250毫升，冰糖250克，水200毫升，黑芝麻、核桃仁各100克。

做法：阿胶砸碎后，加入黄酒浸泡1～2天，加入冰糖、水，蒸2小时；加入黑芝麻和核桃仁（黑芝麻先炒香，核桃仁炒熟后碎成豆粒状），搅拌均匀；再蒸0.5～1小时后取出晾成冻儿后置于冰箱内保存。每天早晚各服用1勺，服用时将阿胶羹1勺放入碗中加入开水后服用，口味香甜。

美容功效：本方补血益肾，益智乌发，养颜益寿，润肠通便。

一般在阿胶的包装盒上都有介绍阿胶的吃法，可以按说明操作，也可以自由发挥制作美食。在网上很多姐妹都晒有阿胶补益的方法，可供参考。

不过需要提醒的是，阿胶虽好，也不是人人适宜，因为阿胶性滋腻，有碍消化，胃弱便溏者慎用。另外，孕妇在欲用阿胶治疗一些"血症"时，不要盲目，要咨询医生后，遵医嘱服用。

"花想容"教室

阿胶内服可养血美容，外用效果也很棒。把5克阿胶用20毫升开水彻底溶化后，搅匀，加入适量珍珠粉，搅成膏状，以敷在脸上不往下流即可。用制好的阿胶珍珠膏涂在脸上，保留20分钟，以温水洗净。可以悦泽肌肤，令皮肤光滑、白嫩、细腻，防止小细纹。一周1～2次即可。

补血乌发可找花生

中医认为，花生可"补气止血"，是女性养血、补血的首选。而脱发、白发多是血亏所致，因此养血、补血的花生还可以起到滋养头发、令头发乌黑亮丽的作用。

很多女性朋友一旦过了40岁，头上就会断断续续地生出或多或少的白发，还有的三十几岁就能看到明显的白发了，这让女性朋友着实很烦恼，没有谁想早早地长出白发，白发只会给自己的美丽减分。中医认为，"发为血之余"，出现脱发、白发现象都是由血亏引起的，血亏就无法滋养头发，从而导致了大量的掉发和白发。

今年刚刚过了六十大寿的张阿姨看上去一点儿都不像60岁，不仅容颜未衰，就连头发都是乌黑亮丽，虽然也生出了白发，但那有数的几根还是无法影响张阿姨的魅力。许多人都以为张阿姨肯定染过发了，但是熟悉张阿姨的人都知道，她从来都不染发，每每去张阿姨家时，都会发现在茶几上的小碟子里放着几颗花生米。她们知道这是张阿姨平时的"零食"，只要得空，张阿姨就会往嘴里放几颗花生米。几十年来这个习惯一直没改。

张阿姨的头发乌黑，容颜未衰，与花生确实有非常密切的关系。

花生在我国被认为是"十大长寿食品"之一。中医认为，花生可以调和脾胃，能够补血止血，降压降脂，是女性养血、补血的佳品。而由"发者血之

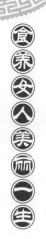

余"可以得知，只有气血充沛，不断地滋养头发，才能让头发乌黑亮丽。因此养血、补血的花生可以起到乌发的作用。

"吃花生要连红皮一起吃"，当有些人吃花生米专门将红皮去掉时，经常会听到这样的告诫。其实，花生米养血、补血的功劳几乎都出自它的红外衣。在这个问题上，中西医也有相同的见解。中医认为，花生米红衣起着补脾胃之气、养血止血的作用；而西医则认为，花生米红衣对各种出血及出血引起的贫血、再生障碍性贫血等疾病有明显疗效。因此若想很好地利用花生米的补血、养血作用，在吃花生米时就需要连红皮一起吃才好。

下面我们一起来看一下用花生做成的美味有哪些。

花生衣红枣汤

原料：花生米100克，红枣10枚，红糖适量。

做法及食用方法：将花生米用温水泡发后，取花生衣与红枣同放入锅内，用泡过花生米的水小火煎煮约半小时，加入适量红糖即成。每日饮3次，饮汤食枣。

美容功效：常饮此汤可以起到养血补血以及生发、乌发之效。

黑芝麻花生豆浆

原料：黄豆50克，花生米15克，黑芝麻10克，白糖适量。

做法：花生米和黄豆用清水浸泡10分钟，黑芝麻清水洗净；将洗净的黑芝麻倒入豆浆机中加入适量的清水；把泡过的黄豆和花生米倒入；加盖按下米香豆浆键即可。喝的时候调入适量白糖。

美容功效：黑芝麻富含生物素，对早衰导致的脱发有很好的疗效。此豆浆可乌发养发、养颜润肤、补血，适合女性常喝。

黄豆花生煲猪蹄

原料：猪蹄2只，花生米100克，黄豆100克，龙眼肉15克，陈皮1片，姜片2片，盐、葱花适量。

做法：花生米、黄豆用清水洗净，浸软待用；龙眼肉、陈皮洗净待用；猪蹄剁块，去杂毛洗净，放沸水中余5分钟，捞出洗净待用；瓦煲内放入适量清水，猛火烧至水开，放入除盐和葱花以外所有材料，再滚时转小火煲约3小时，捞出陈皮弃之，用盐和葱花调味即可。

美容功效：猪蹄含丰富的胶原蛋白，能够防止皮肤干涩起皱，使面部皮肤显得丰满光泽；黄豆为理想的补益食疗之品；花生米补血养血，乌发生发。此汤具有抗老化、防早衰的功效。

"花想容"教室

不是所有的人都适合吃花生。跌打瘀肿之人如果大量吃花生，就会令血瘀难散，使瘀肿更为加重。而且消化功能不好，"脾弱便溏"者不宜吃花生，否则会让腹泻更为严重。做过胆囊切除手术以及有严重胆病的人也不宜吃花生。

大枣补气补血，让你更健康更美丽

"一日吃三枣，终生不显老"，大枣是补气血的佳品。常吃大枣和以大枣为原料的膳食，可以使人面色红润，神采焕发。

没有哪个女人不怕老的，也没有哪个女人甘愿自己丑的。那如何才能让自己变得美丽，使青春永驻呢？吃大枣就是其中一个非常好的方法。

已经35岁的小娜每天都活力四射，不仅脸色红润有光，头发还乌黑亮丽。同事与她闲聊时才发现，她每天都会吃几颗大枣，而且平时做粥、做汤时，她也喜欢放进几颗枣。这个习惯她已经坚持了数年之久，因此让她青春依旧。

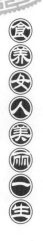

"一日吃三枣，终身不显老""要想皮肤好，粥里加俩枣"，这是中华五千年文明历史流传下来的美容养生之道。大枣不仅可以充饥，还可以强身健体，甚至可以治病。

宋朝孙光宪所著的《北梦琐言》一书中写道：古时，河南淇县一小山村里，有一位名叫青姑的女子，虽年过半百，却依然亭亭玉立，"颜如处子"。为什么她的皮肤像婴儿的肌肤那样白嫩光滑呢？其实原因很简单，就是她平常爱吃枣。也就是说，她从内部调理，一直保持了气血顺畅，脸色红润。

《本草备要》里说大枣有"补中益气、悦颜色"的功效。中医认为，大枣滋养血脉，补益气血，是民间历来的补气血佳品。每天吃几颗大枣，便可令枯槁的面容、失润的肌肤、失调的气血得到改善。

现代药理研究表明，大枣中的铁和钙等矿物质，对促进造血、防治贫血有非常好的效果，可以使肤色红润。而大枣中的丰富维生素C、维生素P和环磷酸腺苷，则能促进皮肤细胞代谢，促进皮下血液循环，防止色素沉着，使皮肤白皙细腻，使毛发光润，使面部皱纹平整。只要坚持吃枣，就可以使气血充足，从而润泽肌肤，调节内分泌紊乱等，这样即使素颜也比用化妆品的人漂亮。

对补气血来说，生吃和泡酒喝效果都很好。如果将大枣在铁锅中炒黑来吃或泡水喝，还可以治疗胃寒、胃痛等症；如果将大枣和桂圆配合，就可谓补血、补气的佳品了；如果将大枣和枸杞子一起泡水喝，便可以轻松缓解便秘症状；如果将大枣与淮小麦、甘草煎汤饮服，则可以对血小板减少性发绀、妇女更年期发热出汗、心神不定、情绪易激动等起到调补作用。

既然大枣有这么多的功效，那接下来我们就来学几道以大枣为主料的补气血膳食吧。

大枣粥

原料：粳米60克，大枣10枚。

做法：将大枣加入粳米中，如常法煮粥，至粥烂枣熟即可。

美容功效：常吃大枣粥，可使人面色红润，神采焕发。

大枣养生粥

原料：大枣10个，薏米20克，白果10个，桂圆10个，冰糖适量。

做法：将白果去壳除衣，桂圆、大枣去核；薏米洗净后和白果、大枣、桂圆一起放入锅中加水，中火煮40分钟；粥成后加入冰糖调味即可食用。

美容功效：薏米能健脾祛湿，清热利水，消肿排脓，常吃可以使人皮肤光泽细腻；白果滋阴养颜抗衰老，使人精神焕发；桂圆有良好的滋养补益作用，能益心脾，补气血，改善由于心脾虚损、气血不足所致的失眠健忘、惊悸眩晕的症状；大枣养生粥有补气血、健脾胃、养心神、清湿毒的功效。常食此粥可使皮肤少生暗疮、粉刺、扁平疣等，令皮肤水盈嫩滑、细腻白净。

大枣木瓜饮

原料：木瓜1个，大枣20颗，红糖适量。

做法：将大枣去核、洗净；木瓜去皮，切成小块；将大枣和红糖放入锅中，加适量水，用中火煮开；放入木瓜块，煮15分钟即可食用。

美容功效：木瓜有和胃消食、平肝舒筋、化湿止渴、滋脾益肺、行气养血的功效。大枣木瓜饮有补养气血、安和脏腑的作用，常食能滋润肌肤，改善皮肤干燥、脱屑、粗糙的现象。

"花想容" 教室

腐烂的大枣中微生物大量繁殖，果酸酶会被分解为果胶，产生果胶酸和甲醇，而甲醇可再分解生成对身体极为有害的甲醛和甲酸。因此一定不要吃腐烂变质的大枣。

气血养护『女人花』，从食物中寻找气血养生大药

第一章

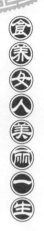

山药通补人体之气，是美丽女人的必备佳蔬

山药有"平价人参"的美誉，不仅是人们喜欢的佳蔬，还是一种非常优秀的传统滋补食物。爱美的女性常食山药可以补益气血，强身健体。

《本草求真》认为，山药能"润皮毛，长肌肉"。山药不仅是人们日常餐桌上的佳肴，还是补益人体五脏气血的天然润肤、白肤和纤体的食物。

李琳不仅身材袅娜曼妙，就连皮肤也红润有光泽，虽然已经年过40，但看上去也就20来岁的模样。很多比她年龄小得多的女性朋友都为她姣好的皮肤所折服，于是大家纷纷向李琳请教保养之道。原来李琳20年来一直保持着一个习惯——每天吃山药。而她姣好的皮肤正来源于她的这一习惯。

山药有"平价人参"的美誉，《本草纲目》将山药的功用概括为五大方面："益肾气，健脾胃，止泻痢，化痰涎，润皮毛。"山药能补气血，气血不足的人每天煮食山药100克左右，连续吃1到2个月，就能改善气血不足的症状。对于爱美的女性来说，山药本身就是一种高营养、低热量的食品，食用后容易产生饱腹感，想保持苗条身材的女性完全可以放心食用。山药中还含有大量的膳食纤维和微量元素，可以辅助肠胃消化和吸收，减少毒素在体内的滞留时间。因此常食山药不仅能补益气血，还能起到减肥瘦身的功效。

山药不寒、不热、不燥，为平补脾胃的良药，尤其对五脏气血的虚损补益效果绝佳。脾胃虚弱、倦怠乏力、食欲不振、因过度劳累导致的气血亏虚者以及肤色暗沉、有斑点者经常食用山药，都会收到良好的效果。

山药百合凝脂羹

原料：山药100克，百合50克，枸杞子20克，冰糖适量。

做法：将山药洗净去皮切片，和百合一起放入开水中煮约5分钟；将煮后的百合和山药片一起用搅拌机打成糊状，可加少许水；枸杞子洗净，与冰糖加少许水煮5分钟，至冰糖溶化时，将此枸杞子糖浆浇在山药百合糊上即可。

美容功效：山药有补中益气、补血之功效；百合具有润肺止咳、宁心安神、补益气血的功效。此羹有滋补肝肾、滋补脾胃、明目通耳、补益气血的作用，同时还有美白润肤的效果。

山药酒

原料：鲜山药300克，黄酒2000毫升，蜂蜜适量，空瓶1个。

做法：将山药去皮，切片，备用；黄酒600毫升倒入砂锅中煮开后，将余下的黄酒慢慢地添加进去；将山药放入酒中；待山药煮熟后取出，加入蜂蜜，煮开；冷却后装入瓶中。每天取20毫升饮用。

美容功效：山药酒健脾益气，益肺固肾，除湿养阴。常饮此酒能补养气血、疏通经络、补虚损，使皮肤细腻、光滑。此外，此酒也能治疗泄泻及虚劳、肺气虚不足引起的咳嗽。

山药薏米粥

原料：山药60克，薏米60克，柿饼24克。

做法：先将山药、薏米用水洗净捣成小粒状，然后放进瓦罐内，加进适量清水煮粥；将柿饼洗净，用刀切碎，调入粥内煮溶，待温食用。

美容功效：山药补中养血，薏米有健脾胃之功效。此粥有清肺补脾、滋阴益气、补益气血之功效。

"花想容"教室

山药皮不好去，如果不慎让汁液沾到皮肤上，会奇痒难忍。如果将洗净的山药先上锅蒸一下，注意时间不要太长，取出后再去皮就非常容易了，而且也不会出现汁液沾到皮肤上的情况。

第二章 气血养护「女人花」，从食物中寻找气血养生大药

富含铁的食物帮你告别贫血，做红润女人

女人缺血，花容就会失色，所以补血就是红润容颜的法宝。铁在人体血液制造功能方面起着重要作用。所以多吃富含铁的食物，是补血、防治贫血的重要手段。

女人缺血就是"贫血"，当然"贫血"也是一种病症，在临床上贫血是诸多疾病的一个信号。女人贫血是由多种因素引起，比如由疾病导致的，或女人因生育或意外伤害等因素导致的等。总之，女人血"贫"了，不够了，女人就不美了，这时就要补血。临床上治疗"贫血"，除了对症治疗外，最重要的就是给患者补充铁剂，以防治贫血。因为铁是参与人体造血功能的重要元素，人体一旦缺铁，骨髓制造出来的红细胞就会减少，人就易发生贫血，种种不适也就随之找上门来了。

生活中除了严重贫血者，一般人服用药物铁剂来防治贫血的人很少，重在食疗。即使在用药治疗贫血时，也会通过饮食来辅助治疗，尤其是像富含铁的食物，是防治贫血的首选。

女人一生就是血的"贫困户"，在贫血不给女人带来很大的影响时，女人一般不会考虑补血，即使知道自己贫血，只要不危及生命，只要不出现严重的问题，就不会加以关注。可是女人贫血在"花容"上显现的情况很显见，贫血会让你的面色惨白、唇甲苍白、肢涩、发枯、头晕、眼花、乏力、气急等。严重贫血者，还极易过早产生皱纹、白发、脱牙、步履蹒跚等早衰症状。血足，皮肤才能红润，面色才有光泽，女性若要追求面容靓丽、身材窈窕，必须重视养血。在日常生活中，多吃含铁丰富的食物对防治贫血有益。

下面我们一起来看看哪些食物富含铁，对防治贫血、美容养颜有益。

桑葚干是水果中含铁最丰富的食物，有补血果的美誉

桑葚干是目前水果及其制品中含天然铁最丰富的水果，每100克桑葚干含铁42.5毫克，无愧于水果中"补血果"的称号。并且在《本草纲目》中还记载有"桑葚能补五脏，利关节，通血气，安神定志，明目乌发。"在《中华本草》中记载，桑葚"归肝肾经，滋阴养血……主治肝肾不足和血虚精亏的头晕目眩，腰酸耳鸣，须发早白……肠燥便秘"。可见桑葚除了可以补血，还能明眸、乌发，有润肠道、排毒养颜作用。所以贫血者要常选食桑葚干。

下面介绍一道补血养颜的桑葚美食——桑葚枸杞猪肝粥。

主料：桑葚干、枸杞子各10克，猪肝100克，大米100克，盐10克。

做法：桑葚干冲洗净、去杂质；枸杞子去杂质洗净；猪肝洗净，切成薄片；大米淘洗干净，去泥沙；把大米放入锅内，加清水1000毫升，置武火上烧开，撇去浮沫，再加入桑葚干、枸杞子和猪肝、盐，如常规煮粥，煮熟即成。

食法：每日1次，早餐食用。

美容功效：可补血，令面色红润，头发乌黑亮泽，防治痘痘等。

提示：孕妇慎用。

血糯米营养丰富，被誉为"补血米"

血糯米是谷类食物中含铁丰富的食物，并且有"月子米""补血米"的美称。并且中医理论认为红色的血糯米，入心经。按照中医学说，心主血，也就是说，它的功效和滋补气血有关系。血糯米具有养肝、养颜、泽肤等功效，适用于营养不良、面色苍白、皮肤干燥及身体瘦弱者食用。年轻女性适当食用血糯米，可以起到养颜护肤的作用。

下面介绍一道补血养颜的血糯米入肴美食——血糯米红豆粥。

主料：血糯米50克，赤小豆50克。

做法：血糯米和赤小豆淘洗干净，入大碗中用水泡一夜；煮时，把泡好的米连同水一起放入砂锅煮，然后再加水大火烧滚，继续煮10分钟，改小火煨到豆烂米熟。当早晚餐食。

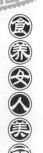

美容功效：血糯米、赤小豆都是滋阴养血的佳品，配伍煮食有益养血。

木耳含铁量极为丰富，常食可养血驻颜

木耳中铁的含量极为丰富，故常吃木耳能养血驻颜，令人肌肤红润，容光焕发，并可防治缺铁性贫血。

下面介绍一道补血养颜的黑木耳入肴美食——黑木耳炒肉。

主料：干黑木耳100克，猪瘦肉150克，青、红辣椒各半个，姜、葱、盐各少许。

做法：干黑木耳择去杂质，泡发洗净；猪肉洗净切丝；青、红辣椒各半个切丝；姜、葱各少许切碎末；炒锅置火上加油烧到八成热，下姜末爆香，下猪肉爆炒变色，下木耳，加盐大火快炒至熟，再加青、红椒丝，翻炒均匀，然后起锅前加葱即可。

美容功效：补血效果一级棒，并且常吃黑木耳还能促进排便，有助排毒养颜、塑身。

除了上面的这些食物富含铁外，像红枣、黑枣、紫葡萄、海带、黑豆等都是"含铁大户"。总之，常吃含铁丰富的食物对补血有益，也能给女人的容颜带来补益。

"花想容"教室

现在市面上流行一种用熟的粗粮磨成的粉剂，很多女性朋友只听商家的忽悠，购买许多保健不到点子上的粗粮粉，尤其还加一些中药材和一些新型的食材，比如"葡萄子"、"茴香子"等。这种做法并不科学，尤其是一些食材未经过科学的检测，可能对人体起一定的副作用。所以女性朋友要想磨粉食用，最好选择自己熟悉的食材，并且要根据自己的身体状况选择，另外，要选择品质有保证的有机食材磨粉。避免食材本质有问题，如发霉等则对健康不利。

赤小豆补气血，且能帮你瘦身塑体

赤小豆不仅有补气血的作用，还有瘦身塑体的功效，因此爱美的女性不妨在日常饮食中多食用一些赤小豆。

女性都想保持肌肤红润光滑，日常多吃些补血的食物就是非常好的方法。而赤小豆就是一种非常好的补血食物。

由于平时不太在意吃饭问题，经常是能凑合一顿就凑合一顿，刚刚过了30岁而又生了小孩的张莉显得有些"苍老"：皮肤粗糙无弹性，面色也显得异常苍白，没有一点儿红润光泽，不少的小细纹还爬上了她的鼻梁、额头和眼角。将这一切都归因于带小孩太累的张莉，有一天在一位阿姨的提醒下才意识到是由于自己平时不注意补血，而饮食又太随意，才导致自己"老了"。后来在阿姨的建议下，她每周至少要吃三次有补血作用的红豆沙，渐渐地让她的肌肤和容颜又恢复到了生小孩前的样子。

赤小豆味甘、性平，是一种药食两用的食材，因为其铁质含量相当丰富，具有很好的补血功能，因此非常适合易伤血的女性食用。尤其是孕产妇需要消耗大量的血，多吃一些赤小豆食物则可以起到补血养血的作用。

不仅如此，赤小豆种皮中还含有丰富的皂角化合物，这种物质对预防肥胖有很好的效果。《食性本草》中说：赤小豆"久食瘦人"。因此在吃赤小豆时，尽量保留种皮。有的人在吃赤小豆时，为了去除涩味，会事先用水煮一下，然后再重新加清水煮捞出后的赤小豆。其实经这样一煮，涩味是稍淡了，只是种皮中的皂角成分也随之溶解到废弃的汤水中了，因此最好不要先煮赤小豆。另外，赤小豆所含的蛋白质属于不完全氨基酸，与谷物如燕麦或薏米等一起烹煮，更有利于身体健康。

虽然赤小豆有很高的营养成分，对补血和瘦身也有很好的功效，但在人体

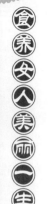

消化过程中，其所含有的豆类纤维很容易在肠道中产气，从而导致胀气与不适感，因此脾胃虚弱的人还是要少食赤小豆。如果在煮赤小豆时加少许盐，令其达到"软坚消积"的作用，就可以排除胀气了。

下面我们来看一下赤小豆美容养颜食品的做法。

赤小豆沙

原料：赤小豆150克，莲子30克，陈皮10克，干百合10克，冰糖适量。

做法：赤小豆洗净后放入清水中，浸泡2小时；莲子、陈皮、干百合洗净备用；将赤小豆、陈皮、莲子、百合一同放入锅中，加足量清水，大火煮开后转小火再煲1小时；不断用勺子搅动锅中的赤小豆，以免粘锅；豆沙煮好后，放入冰糖，再继续煮5分钟，边煮边用勺子不停地搅拌豆沙，直到冰糖完全溶化，豆沙变得黏稠为止。

美容功效：赤小豆补血养颜；莲子补脾止泻，益肾涩精，养心安神。此豆沙补血养颜、宁心安神，尤其适合经期中的女性。

赤小豆鲤鱼汤

原料：鲤鱼1条，赤小豆150克，红枣50克，陈皮10克，盐、胡椒粉、油各少许。

做法：将赤小豆、红枣洗净沥干，陈皮浸软、刮瓤，红枣去核备用；鲤鱼去鳞洗净抹干，撒上少许盐和胡椒粉，再用少许油将鱼煎至稍微金黄即可起锅，并用清水冲去油分；除盐外的所有材料同时放入煲中，并倒入适量清水煲至水滚，再改用中小火煲至材料酥软汤浓，最后加入适量的盐调味即可。

美容功效：赤小豆清心养神、健脾益肾、补血养颜；鲤鱼有滋补健胃、清热解毒之功效。此汤有瘦身防胖、补血养气之功效。

陈皮赤小豆

原料：赤小豆200克，陈皮、糖（盐）适量。

做法：先洗净赤小豆，清水浸泡过夜；煮开水，把赤小豆及陈皮放入锅中；煮开后用中慢火煲2小时，最后再用大火煲大概30分钟；煲至赤小豆起沙还有适量水分，就可以加糖（或盐）调味，甜（咸）度根据各人所爱。

美容功效：赤小豆清心养神、健脾益肾、补血养颜；陈皮具有理气和中、燥湿化痰、利水通便之功效。此汤具有补血、减肥、排湿、消肿的作用。

"花想容"教室 --

通过运动也可以达到瘦身塑体的效果。躺在地板上假装蹬一辆自行车，动作要领：背部下方压紧地板，双手置于头后；将膝盖提到45度角，双脚做蹬车的动作，左脚踝要碰到右膝，接着再用右脚踝去碰左膝。如此反复。

樱桃能排除毒素，补足女人血

樱桃自古就有"美容果"的雅称，常吃樱桃可以"滋润肌肤""令人好颜色，美态"。因此爱美的女性日常生活中不妨多吃些樱桃。

现在大家都崇尚自然健康的美，而果蔬美容就成了一种流行趋势，被诸多的女性朋友所追捧。樱桃就不失为一种美颜、润肤、排除毒素的佳品。

李琳面色晦暗，常年被一些斑斑点点所困扰，更让她难以忍受的是，她长期痛经，去了好几家医院都无济于事，每到经期都会痛得难以忍受。后来她遇到了一位老中医，并将自己的情况跟他讲了。没想到老中医竟告诉她，她的痛经不是由疾病引起的，而是由于全身正气不足、血行无力，以致血瘀。老中医还特意为她介绍了一款补气行血、散瘀止痛、滋养脏腑、美容养颜的樱桃玫瑰粥。回家后她就去超市买了樱桃煮粥。坚持了几个月后，她的痛经现象真的有了好转，连以前晦暗的肤色

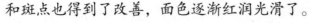

和斑点也得到了改善，面色逐渐红润光滑了。

樱桃自古就被叫做"美容果"，常吃樱桃可以让肌肤光滑润泽，"令人好颜色，美态"。樱桃性温、味甘，有补益气血和脏腑的功效。《滇南本草》中记载："樱桃治一切虚症，能大补元气，滋润皮肤。"《名医别录》中也说："樱桃主调中，益脾气。"也就是说，多食樱桃可调胃健脾、补气养血。红色入心，体虚气弱、心悸气短的人可以在春末夏初时多吃些樱桃。樱桃富含各种营养素，尤其是铁含量极为丰富，为各种水果之首，因此有很好的补血、养血作用。

樱桃是应季水果，上市时间较短且不易久存，爱美的女性朋友们不妨将樱桃制成酒、醋、酱、罐头、蜜饯及樱桃汁等来食用。不仅可以生食，而且煲汤、做菜、煮粥都可以添加一些樱桃，既可口又补气血。下面我们来学学樱桃的美容养颜方。

樱桃玫瑰花粥

原料：粳米100克，玫瑰花20克，樱桃10克，白糖30克。

做法：将玫瑰花用冷水漂洗干净；粳米淘洗干净，用冷水浸泡30分钟，捞出，沥干水分；锅中加入约1000毫升清水，将粳米放入，先用旺火烧开，然后用小火熬煮成粥；粥内放入玫瑰花、樱桃、白糖，再煮5分钟即可食用。

美容功效：玫瑰花能疏肝解郁，调中醒脾，还有活血行瘀的功效。每天食用一次此粥，有补气行血、散瘀止痛、滋养脏腑的功效，可使肌肤细腻白嫩，显得年轻漂亮，特别适用于气血虚之颜面苍老、皮肤粗糙干皱者。

樱桃银耳粥

原料：樱桃30克，水发银耳50克，粳米50克，桂花糖、冰糖各适量。

做法：将粳米淘洗干净，放入锅内加清水煮粥；粥熟后放入冰糖至溶化；加入银耳，煮10分钟；加入樱桃、桂花糖，煮开即可。

美容功效：此粥补气养血，嫩皮肤，美容颜。尤其适用于气血虚之颜面苍老、皮肤粗糙干皱者。常食此粥可令人肌肉丰满，皮肤嫩白光润，容颜焕发，唇似樱桃。

将吃完樱桃肉的仁留下，洗净晾干，取10克捣成粉状；拿出一枚新鲜的鸡蛋，取出蛋清；把蛋清和樱桃仁粉混合均匀，就制成了樱桃仁面膜。每天晚上临睡前，用清水将脸洗净后，将樱桃仁面膜敷在有雀斑的地方，连续敷数天，雀斑就会慢慢淡化下去。

猪肝，来自猪身上的补血大药，常食有益

猪肝堪称营养宝库，不仅铁含量很高，而且铁的吸收率也非常高。因此，对于爱美的女性以及贫血的女性来说，猪肝是最好的选择。

举止优雅、谈吐得体、美丽端庄的女人，无论何时都是众人眼中的一道靓丽风景。当镜中的你苍白憔悴、疲惫不堪，你还能看到美丽的你吗？贫血的女性都是这样的一副"尊容"，因此为了还自己以往美丽容颜，饮食中要多吃一些补血的食物。

一到冬天，小米就会感觉手脚冰凉。就算有暖气，晚上睡觉时还是要过很长时间才能让脚暖过来。平时哪怕是吃过饭以后，手也是凉的。刚开始，小米对这一切并没有在意，她以为这很正常——天气冷所以手脚就冰凉嘛。但是当小米结婚后总也不怀孕时，才去医院检查。经过检查，小米和丈夫的一些生理功能都很正常，让她无法怀孕的原因则是她长期贫血。而且医生还告诉她，手脚冰凉也是因为贫血导致的。最后，医生建议她平时多吃些富含铁的食物补血，而且还特别向她推荐了猪肝，说让她回家后每周最少吃两次。

猪肝是我们日常饮食中的补血佳品。猪肝含有丰富的优质蛋白质、维生素和微量元素等，尤其是铁的含量是瘦肉的7.5倍，铁是造血不可缺少的原料。猪肝是补血食物中最常用的食物，常食可调节和改善贫血病人造血系统的生理功能。

猪肝中富含的蛋白质、卵磷脂和微量元素，如维生素A和B族维生素以及钙、磷、铁、锌等矿物质，是人体所必需又容易缺乏的营养物质。常食用猪肝有明目补血、护肝养颜和防治夜盲症的食疗保健作用。

猪肝中还含有具有维持正常生长和生殖机能的作用；能保护眼睛，维持正常视力，防止眼睛干涩、疲劳；并且还能够维持健康的肤色，对皮肤的健美有着非常重要的意义。

猪肝中还含有一般肉类食品中不含的维生素C和微量元素硒，不仅能增强人体的免疫力，同时还具有抗氧化、防衰老的功效。因此女性朋友常食用猪肝，不仅可以补血养血，还可以延缓衰老，永葆青春靓丽的容颜。下面我们就一起学习几道常见的以猪肝为主要原料的美味、营养且美容养颜的佳肴。

熘肝尖

原料：鲜猪肝300克，胡萝卜片、黄瓜片少许，花椒油75克，黄酒、酱油各1大勺，白糖、醋、精盐、味精、淀粉、水淀粉、葱末、姜末、蒜片等调料适量。

做法：猪肝切片，加精盐、味精、黄酒、淀粉抓匀，下五成热的油中滑散滑透，漏勺盛出；取小碗加入黄酒、酱油、白糖、味精、水淀粉兑成芡汁备用；炒锅上火烧热，加少许底油，用葱末、姜末、蒜片炝锅，烹醋，下入胡萝卜片、黄瓜片煸炒片刻，再下入猪肝片，勾入芡汁，翻炒均匀，淋花椒油，出锅装盘即可。

美容功效：补铁补血，美容养颜。

番茄猪肝汤

原料：猪肝250克，番茄150克，猪油、味精、盐、酱油、葱末、胡椒面、香油等调料各适量。

做法：猪肝洗净切成薄片，用少量酱油拌匀；番茄洗净，用开水烫一下，剥皮、去籽；将猪油放入汤锅置于旺火上，待油烧制八成热时，放入番茄、葱末煸炒片刻，再放酱油、盐及开水；汤开后放入猪肝，待汤再开时，撇去浮沫，烧片刻，加入胡椒面、味精，起锅盛入汤碗内，淋上香油即成。

美容功效：补肝补血，美容养颜。

枸杞猪肝菠菜粥

原料：大米、菠菜、猪肝、枸杞子、姜丝、盐、鸡精、香油、葱末、胡椒粉各适量。

做法：大米洗净熬成粥；猪肝切片，用水洗净待用；枸杞子用水泡开，菠菜用开水烫一下捞出切段；将粥煮开后放入猪肝片、菠菜段、姜丝、盐、鸡精、胡椒粉调味；最后放入泡开的枸杞子出锅装碗，淋少许香油、撒少许葱末即可。

美容功效：枸杞子滋补肝肾，明目，益面色，长肌肉，壮筋骨；猪肝滋补气血，抗氧化、防衰老，补血补铁、补肝明目；菠菜润肠通便，洁皮肤，抗衰老。常喝此粥可补气血，润肤养颜。

"花想容"教室

教大家做一道四味猪肝汤。将适量猪肝洗净、切片，加入淀粉抓匀，使之细嫩；然后将适量芝麻、枸杞子、女贞子、核桃仁下锅加4碗水熬汤汁，熬至汤汁约剩3碗时去药渣留汁；将猪肝、姜丝、葱段加进沸汤中，再煮滚片刻即熄火，调味起锅即可。可以起到补气养血、让秀发黑亮、坚固牙齿、补脑助记忆、预防早衰的功效。

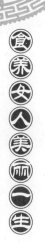

黑米、紫米古为补血贡品，今为女人养颜圣品

黑米和紫米都被人们称为"补血米"，历代帝王向来都将其作为宫廷养生珍品，称为"贡米"。因此追逐美容养颜的女性朋友，饮食中不妨多些黑米和紫米。

爱美是人的天性，尤其是女人，在不断地寻找着养颜的圣品，希望能够让自己青春永驻。气血足了女人就美了，养颜其实也就是养气血。因此，为如何美丽而发愁的女性朋友，只要养好了气血，就不愁你不美了。

芳芳半年来，总感觉浑身怠倦无力，连话都不想说了，这导致做电话业务的她不得不去看医生。医生见她脸色蜡黄，没有一点血色，便让她去化验血液。结果显示她贫血严重。医生给她开了补养气血的中药，另外还叮嘱她回家后多吃些补血的食物，尤其是用黑米和紫米熬粥喝，对补血养血、改善贫血症状很有益。

黑米是一种药食兼用的谷类。古医书记载：黑米有"滋阴补肾，健脾暖肝，明目活血""清肝润肠""滑湿益精，补肺缓筋"等功效；人们多称它为"药米""长寿米""补血米"等，是历代帝王的宫廷养生"贡米"。

紫米属糯米类，俗称"紫珍珠"，有补血、健脾、理中及治疗神经衰弱等多种作用。

黑米和紫米的营养素绝大多数都在皮中，因此为了更多地保存营养，多半以"糙米"的形式直接煮粥。用黑米和紫米煮粥时，为了使它们能够很快地变软，最好预先浸泡一下；浸泡前淘洗要轻，不要揉搓；浸泡过的水要和米一起倒入锅中煮粥，这样更有利于保留其中的营养成分。

下面我们就一起来看一下有关黑米和紫米的吃法。

补血黑米粥

原料：黑米100克，地黄10克，生姜2片。

做法：黑米煮粥；将地黄浓煎后取汁备用；待黑米粥烂时加入地黄浓汁和生姜，粥开即可食之。

美容功效：《饮膳正要》说："地黄治虚劳骨蒸、贫血无力、渐渐赢瘦。"用地黄与黑米共同煮粥食用，更有补血益气之功效。

红薯黑米粥

原料：红薯200克，黑米150克，白糖少许。

做法：红薯洗净去皮，切丁，与黑米一同熬煮成粥。食用前可以适量加点白糖。

美容功效：红薯健脾益气，可以补虚乏，益气力，有延缓衰老和美化肌肤的作用。红薯与黑米共煮粥，可以消除细胞内氧自由基，有抗衰老、补气血的功效。

紫米薏米粥

原料：紫米100克，薏米100克，糙米50克，冰糖20克。

做法：将紫米、薏米、糙米分别洗净，用水浸泡5小时后一同熬煮成粥即可，食用前可以加点冰糖调味。

美容功效：紫米开胃益中、健脾暖肝、活血、补精，对妇女产后虚弱、病后体虚以及贫血、肾虚等有很好的补养作用；薏米有健胃养胃、增强肾功能、改善肤色的作用；糙米促进血液循环，能有效预防心血管疾病、贫血症等。综合使用可以补血养血、排毒、促进脏腑健康，有益健康、美容。

"花想容"教室

你知道吗？黑米除了补益气血，还有减肥瘦身的功效！月经期结束后的1～9天里，是女性朋友用黑米减肥瘦身的黄金时期，此时新陈代谢最旺盛。不过要注意的是，在用黑米减肥期间一定要注意不能便秘，黑米具有排毒效果，如果便秘，那么减肥的效果也就起不到了。

第二章　气血养护『女人花』，从食物中寻找气血养生大药

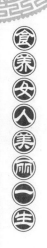

黑豆补益气血，造就不老的美丽传说

黑豆有豆中之王的美称，不仅有补益气血的功效，还是很好的抗氧化剂来源，能够起到养颜美容、增加肠胃蠕动的作用。

很多女性朋友为了让自己美丽常在，不是上美容院就是买高级化妆品，但岁月无情，随着时间的慢慢逝去，一些影响肌肤、影响容颜、影响美丽的问题总会困扰着女人。其实，美丽不必那么麻烦和浪费，如果能在日常饮食中多用些心思，可以简单地留住美丽。常食黑豆就是个不错的选择。

吴大妈年近六十了，但身子骨依然健康硬朗，面色红润有光泽，就连头发也几乎看不到白发。有人问及她的保养之道，她说："如果说我年轻，那这个功就要归于黑豆了。我这辈子都和黑豆离不开。以前自己地里会种一些，一年到头都可以吃上黑豆；现在种不了了，超市里可以买，我经常买黑豆回来煮粥、炖菜。"

小小的黑豆就能让年近六旬的吴大妈青春永驻，难道这黑豆真有这么神吗？下面我们就一起来看看。

黑豆有豆中之王的美称，营养全面，含有极为丰富的蛋白质、维生素，微量元素锌、铜、镁、钼、硒、氟等，以及烟酸、叶酸等。这些营养物质对延缓人体衰老、降低血液黏稠度都有很好的功效。而且黑豆皮含有花青素，而花青素又是很好的抗氧化剂来源，能清除体内自由基，抗氧化效果非常好，有养颜美容、促进肠胃蠕动的作用。因此，想让自己的美丽常在的女性朋友，可以多吃些黑豆。下面我们来看看黑豆的几种烹调方法。

黑豆糙米饭

原料：黑豆、糙米各适量。

做法：将黑豆洗净用水浸泡一晚，待用；糙米洗净用水浸泡3小时，待用；将泡过的黑豆与糯米同放入电饭煲焖饭即可。

美容功效：黑豆和糯米都是粗粮，能促进消化，排毒养颜，且能补益气血，养颜美容，延缓衰老，并有降低脂肪和胆固醇的作用，还能苗条身材。

猪蹄煲黑豆

原料：猪蹄两只（砍成8小块），黑豆150克，生姜两片，盐适量。

步骤：先将猪蹄用开水煮一下，将水倒掉；再将洗好的黑豆、姜片与猪蹄一块放入锅中，用文火煲3小时，然后加入适量盐即可。

美容功效：猪蹄中的胶原蛋白能防止皮肤干涩起皱，使面部皮肤显得丰满光泽。汉代名医张仲景曾指出，猪蹄有"和血脉，润肌肤"的作用；黑豆含有丰富的微量元素，补血养颜，并有抑制白发的作用。此煲有补血养颜、润泽肌肤、抑制白发等作用。

黑豆鸡爪汤

原料：黑豆100克，鸡爪250克，盐适量。

做法：将黑豆拣去杂质，用清水浸泡30分钟，备用；鸡爪洗净，放入开水锅中烫透；锅上火入水，将鸡爪、黑豆放入，先用武火煮开，撇去浮沫，再改用文火煮至肉、豆烂熟，加盐调味即可食用。

美容功效：黑豆有补肾滋阴、补血活血、利水、祛风解毒及活血泽肤的作用；鸡肉有温中益气、填精补髓、活血调经作用。此汤有祛斑增白功效，适用于颜面起黑斑者。

黑豆松仁肉丁

原料：黑豆100克，猪肉（瘦）200克，松子仁50克，黄瓜50克，鸡汤、淀粉、白糖、葱姜汁、料酒、盐、味精、花生油等各适量。

做法：黑豆用温水泡涨，于鸡汤内煮烂捞出；猪肉、黄瓜均切小丁，猪肉丁用葱姜汁、盐入味，用淀粉上浆，并将料酒、盐、味精、白糖、淀粉、葱姜汁兑成芡汁；锅内加花生油烧热，下入肉丁炒散至断生；下入黄瓜丁、煮好的黑豆略炒；烹入兑好的芡汁翻匀，撒入松仁炒匀出锅。

美容功效：黑豆补肾滋阴、补血活血；猪肉益气补血；松子仁滋阴养液，补益气血，润燥滑肠。此菜补脾胃、消暑解毒、健脑安神、延缓衰老、补益气血。

"花想容"教室

黑豆除了可以食用，还可以制成黑豆乳面膜起到美容的功效。具体做法：将黑豆磨制成黑豆乳，可以用市售的面膜仪来使黑豆乳成型，或者也可以直接将黑豆乳均匀地涂抹在脸上。它具有美白、保湿、祛皱的功效，能较好地改善因干燥引起的肌肤细纹和脱皮现象。

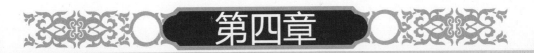

第四章

脏腑是美丽的根基，食物是脏腑最好的"护理剂"

《黄帝内经·灵枢·本藏》中说："五脏者，所以藏精神气血魂魄者；六腑者，所以化谷物而行津液。"五脏六腑血脉相连，成为了气血生化之源。养好五脏六腑，女人的健康与美丽就有了保障，而食物则是五脏六腑的"护理剂"。

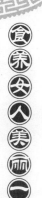

心是把持美丽的"君主"，饮食养心让你美若夏花

心在五脏六腑中居首位，而在女性容貌上，则掌管着其根本——容颜面色。心气血充盈了，皮肤、面色才会好，心情也会感到舒畅。因此爱美的女性，一定要养护好自己的心。

《黄帝内经·素问·五脏生成》中说："诸血者皆属于心。""心主血脉，其华在面。"心主血脉，心脏不停地跳动，推动血液在脉管中循行不息，是血液循环的动力。心气血充盈了，女人的皮肤、面色才会好，心情也舒畅。心气血亏虚，则血行无力，不仅面无血色、肌肤粗糙，往往精神状态也不会好，常常处于低落状态中。即使天生丽质，如果经常带着忧郁的情绪，恐怕女人花也不会开多久。因此，女人一定要养心，养好心才能让自己容颜靓丽，才能让自己有无限的光彩和魅力。

王鑫一次出差偶遇了多年未见的美容师友人。虽然友人跟王鑫一样也年过40了，但肌肤却没有一点儿衰老的迹象，不施粉黛依然年轻靓丽，体态依然苗条轻盈，皮肤依然光滑细致。闲聊时王鑫有意向她请教驻颜术，她说让自己永葆青春其实并不难，不需要特别高级的美容护肤品，只要养好了心，平时多食用一些有益心脏的食物，并且一直保持良好的心态就可以了。

《黄帝内经·灵枢·邪客》中说："心者，五脏六腑之大主也，精神之所施也。""心主血，为生之本……""血者，神气也。"也即是说，心主血脉，全身的血之所以在脉中可以顺利运行，都依赖于心的搏动，从而将血液输送到全身，发挥其濡养作用。而心又主神志，心藏神：人的精神意识思维活动，可以分属于五脏，但主要归属于心。

心气血充盈不仅肌肤红润有光泽，而且会让人感到愉悦和振奋。当人的神经感到兴奋时，肌肤的活力也增强了。就像上例中王鑫的友人，她的"驻颜术"就是保养好了美丽的"君主"——心。

心气血不调主要体现在两个方面，一个是心气血亏虚，一个是心气血过盛。

心气血亏虚，不仅面色、口唇苍白无血色或比较黯淡，而且容易心悸、紧张，说话有气无力，疲累感重，手脚怕冷，容易抑郁寡欢。平时要多吃一些养心益血的食物，如酸枣、杏子、橘子、山楂、柿子椒、生菜、金针菜、发菜、青笋、黑木耳、黑芝麻、红枣、花生、豆类及豆制品等。

心气血过盛，会使血液运行加快或血运行力量过大，导致面部发热、潮红、长痤疮等，还会引起内分泌失调、便秘等，同时易心神不安，烦躁，让人没精神，容颜不靓。因此，平时要多吃一些凉血的凉性食物，如苦荞、小米、玉米、绿豆、菠菜、苦瓜、番茄、黄瓜、冬瓜、茄子、蘑菇、白萝卜、芹菜、绿豆芽、莴笋、油菜、海带、橙子、苹果、甜瓜、西瓜、丝瓜、豆腐、香蕉、梨、柿子等。

下面为大家介绍几款养血的菜品。

安神粥

原料：桂圆肉20克，栗子10个，大米50克，冰糖适量。

做法：栗子洗净后浸泡3小时，剥壳备用；锅中加入适量清水，放入大米和栗子，用旺火煮开；放入桂圆肉和冰糖，转成文火煮10分钟即成。

美容功效：桂圆肉能补心脾、养血安神，中医常用来治疗气血不足、健忘失眠、血虚引起的面色萎黄；栗子能够强筋健骨、益气补肾、增强血管的功能。此粥对于气血亏虚、精神疲乏、心神不定、情绪低落有较好的效果，常食能改善睡眠、延缓衰老。

养心粥

原料：红枣10个，赤小豆50克，薏米50克，阿胶20克，百合花30克，冰糖适量。

做法：红枣、赤小豆、薏米洗净放入锅中，加适量清水，用大火煮开；放入百合花，用小火煮20分钟；放入阿胶和冰糖，搅拌5分钟即可食用。

美容功效：薏米健脾祛湿，清热利水，常食可以使人体皮肤光泽细腻；红

脏腑是美丽的根基，食物是脏腑最好的『护理剂』

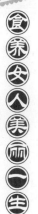

枣和阿胶有补气血、健脾胃、养心神、滋润肌肤的功效；赤小豆能清热解毒，补心养血；百合花祛燥润肺，养心安神，润肤养颜。常食此粥能补养心气血，祛燥滋阴，美容养颜。

枣豆黑米粥

原料：红枣25克，赤小豆50克，黑米100克，红糖适量。

做法：红枣、赤小豆、黑米洗后加水，烧开后改用小火慢慢煮。煮至豆烂透，加红糖即可食用。

美容功效：此粥补心血，健脾胃，养心宁神。

"花想容"教室

养心美颜，除了注意饮食外，还可以从生活细节做起。多读书就是其中最为重要的一点，女人美在心灵，美在气质，美在神韵，读书则让女人平心静气，达到这些美；平时还可以用音乐和艺术来陶冶情操，让心境平和。

肺清气顺人才靓，润肺美容当选清润之品

肺主皮毛。肺气充盛，气、血、津液才得以充足而通畅，皮肤毛发才能得以滋养，从而皮肤润泽、毛发黑亮。因此，爱美的女性一定要养好肺。

中医认为："诸气者，皆属于肺。"肺主呼吸之气，肺通过呼吸运动，吸入自然界的清气，呼出体内的浊气。吐故纳新，促进了人体气的生成，从而保证了人体新陈代谢的正常运行，为光滑润泽的肌肤提供了营养。

长期以来，小孜的脸色一直处于一种黑黄的状态，大大小小的痘痘不停地出现在脸上。小孜也是用了很多品牌的化妆品，想让自己的脸洁净白皙起来，但都以无效而告终。后来因为伴随的咳嗽一直不见好转，到医院检查才发现得了肺炎。医生告诉她，脸色黑黄、出痘痘也是因为肺炎。但是当肺炎治愈后，小孜的脸色依旧没有好转。后来一位中医为她开了宣肺降气的药和食疗方后，她的皮肤才开始变得白皙起来，恼人的痘痘后来也不见了。

《黄帝内经·素问·六节藏象论》云："肺者，气之本……其华在毛，其充在皮。"而《黄帝内经·素问·五脏生成》则说："肺之合皮也，其容毛也。"也就是说，肺主皮毛。肺气充盛，气、血、津液才得以充足而通畅，皮肤毛发才能得以滋养，从而皮肤润泽、毛发黑亮；但是，如果肺气亏虚，气、血、津液就无法滋养皮肤、毛发，皮肤就会枯燥粗糙，毛发就会枯槁。因此，通过宣降肺气进行"排毒"来美容，向来都是中医理论中的有效方法。

《医学传真》有云："人之一身，皆气血之循行，气非血不和，血非气不运。"人体内经络纵横交错，遍布全身，将五脏六腑、四肢百骸、五官九窍、皮肉筋骨等组织紧密地联结成为了一个有机的整体，使身体内外、上下保持协调统一，保证了生命活动的正常进行。肺朝百脉，肺与百脉相通，全身的血液通过经络汇集于肺，通过肺的呼吸进行体内外清浊之气之间的交换，将富含清气的血液源源不断地输送至全身，从而滋润和濡养筋骨皮毛。

养肺的方法多种多样，其中饮食养肺是很重要的一点。养肺应该以清淡爽口、防燥补水、滋阴润肺的食物为主，如薏米、甘薯、玉米、蜂蜜、银耳、芝麻、黄豆、黑豆、鲍鱼、海参、冬瓜、莲藕、青菜之类的滋润食物，以及秋梨、葡萄等水分丰富、滋阴润肺的水果；少吃葱、姜、辣椒、胡椒等辛辣食物，以及熏烤、油炸及羊肉等热性食物。

下面我们就来介绍几种养肺养颜膳食。

补肺养颜粥

原料：鲜人参15克，燕窝15克，大米100克。

做法：将燕窝用温开水浸6小时备用；鲜人参切片，与洗净的大米一起加水，

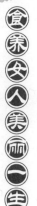

用大火煮开后再转小火煮20分钟；熬煮成粥状时加入燕窝，煮开即可食用。

美容功效：人参是补元气的圣品，也可以补脾益肺、滋阴益血、安神益智；燕窝补肺养阴，使人皮肤光滑、有弹性和光泽，减少皱纹。此粥对肺气虚、神疲乏力、失眠健忘、颜面无色等症状的效果尤佳。正常人常食此粥可改善气色，使人精力充沛，抗衰老，补肺养颜，提高身体抵抗力。

康乃馨花茶

原料：干品康乃馨花5朵。

做法：将康乃馨花朵放入杯中，用开水冲泡，加盖闷3分钟后即可饮用。此茶可长期饮用。

美容功效：康乃馨能加速血液循环，促进新陈代谢，具有清热除燥、润肺安神止渴、排毒养颜、调节内分泌的作用。长期饮用此茶，能达到清肺热、除燥气、美白肌肤、祛斑除皱、调节血脂、减肥、延缓衰老等功效。

"花想容"教室

晚餐后2小时，在户外空气清新处慢走10分钟后站定，两脚分开，与肩同宽，两手掌一上一下相叠，掌心向上，放于脐下3厘米处，两眼平视前方，全身放松，吸气于胸中，收腹，再缓缓呼气，放松，再吸气、呼气，如此反复，持续30分钟即可达到宣肺的功效。

脾胃两旺自然美，健脾养胃帮你拥有"自然美"

中医认为，脾胃不好的人，皮肤容易松弛，唇色不自然，衰老速度也比别人快。而脾胃好的人，不仅面色、双唇润泽，而且肌肉紧致，皮肤有弹性。因此爱美的女人要养好脾胃。

《黄帝内经·素问·五脏生成》中说："脾之合肉也,其荣唇也。"脾合肉,唇为肌肉组织,脾的荣华虚衰表现都在口唇上。因此,观察一个人的双唇色泽就可以看出脾的运化功能。

两个人同时到一位中医处看病。第一个唇色浅淡,无精打采;而另一个则是唇色红暗,不润泽,就像上了火似的。第一个看完了之后,医生给了她建议:调理脾胃。而第二个看完之后,医生给了她同样的建议:调理脾胃。两个人症状不一样,医生怎么会给出一样的建议呢?于是两个人不太相信医生的话。直到医生给她们做了解释,她们才明白了其中的缘由。两个人回家后都按照医生的建议调理,没想到没过多久,唇色确实都恢复了健康的颜色。

双唇红润丰满、干湿适度,就表示脾胃强健。《太平圣惠方》说:"脾胃者,水谷之精,化为气血,气血充盛,营卫流通,滋养身形,容以肌肉也。"脾是气血生化之源,全身肌肉都需要依赖于脾胃所运化的水谷精微的濡养才能丰润、结实。脾胃气血亏虚,运化功能出现障碍,化生血液的来源减少,就会出现肌肉萎缩、肌肤没有弹性且松弛、面色萎黄、口唇及手脚指甲淡白无色等血虚的现象。

因此,女性朋友要想健康美丽,保持好身材,一定要注意采用恰当的方法来补养脾胃气血,保持脾胃气血充盈。在诸多的保养方法中,饮食就是最好的一种。脾胃负责营养的消化吸收和运输分布,饮食合理,营养能够滋养脾胃,脾胃功能健运,气血津液就会旺盛,面色就会红润,双唇就会健康,肌肤弹性就会良好。

因此健脾最应避免"饮食所伤",吃什么、怎么吃对保养脾胃非常重要。胡吃海塞,饮食不规律;过食肥腻、辛辣之品,饮食偏嗜;饮食不讲究,不注意卫生,这些问题都容易伤到脾胃。

健脾养胃除了饮食规律、不偏食、注意卫生外,还需要注意摄入一些健脾养胃的食物,如大米、小米、荞面、薏米、山药、莲子、大豆、扁豆、山楂、大枣、桂圆、栗子、枸杞子、银耳、核桃、生姜等,煮成粥食用,都有补益脾

脏腑是美丽的根基,食物是脏腑最好的「护理剂」

胃的功效。接下来我们就来认识几道养脾胃的粥膳。

山药莲子粥

原料：莲子、山药各50克，糯米100克。

做法：将莲子、山药捣碎，和糯米同放锅内，加水文火煮粥。早晚2次食完，隔日1次。

美容功效：山药、莲子、糯米，补中益气而养胃阴。脾胃得补，则中气健旺，肌肤面色就会好。

人参茯苓粥

原料：人参3克，茯苓10克，粳米100克。

做法：将人参、茯苓放入锅中，加500毫升清水，用大火煮30分钟，滤渣取汁；粳米洗净后放入锅中，加入500毫升清水，倒入人参茯苓汁，用大火煮开后再转小火煮20分钟即可。

美容功效：人参大补元气，健脾和胃；茯苓健脾利水，宁心安神。此粥补气补血，安和脾胃，常食有美容养颜、延年益寿的功效。

"花想容"教室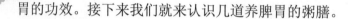

以下两种按压穴位的方法可以起到养脾胃的作用。

赤足，盘腿端坐，用左手拇指按压右足隐白穴（足大趾甲根部内侧），左旋按压15下，右旋按压15下；然后换用右手拇指按压左足隐白穴，手法同前。

盘腿端坐，用左手拇指按压右足公孙穴（足内侧，第一跖骨下缘），左旋按压15下，右旋按压15下；然后换用右手拇指按压左足公孙穴，手法同前。

肾是美丽之"根"，
坎水性质的食物帮你"肾"出美丽

女人都梦想着自己能青春永存，美丽的容颜一直陪伴自己。虽然衰老是自然法则，但养好了肾就可以延缓衰老。因此，想青春常驻的女性朋友一定要养好肾，保持肾气的充沛。

《黄帝内经·素问·上古天真论》中说："女子四七，筋骨坚，发长极，身体盛壮；女子五七，阳明脉衰，面始焦，发始堕。"意思就是说，女人28岁时身体健壮，而到了35岁就开始慢慢衰老。而女性的衰老进程与肾气的盛衰有着密切的关系。因此女人不想很快变老，在养生方面就需要注意"养阴补肾"。

今年40岁的杨柳本是一个清新、有姿态、容貌像花儿一样姣美容貌的女人，但是不知从何时起，原本光滑柔嫩的皮肤慢慢出现了抹不去的皱纹，曼妙的腰肢渐渐地变粗，皮肤颜色也不再粉嫩。面色萎黄，口唇淡白，头发失去了光泽，还易脱落；脸色晦暗，还常出现黑眼圈。看着美丽离自己越来越远，杨柳不甘心，去求助美容师。经过一番了解得知，导致她衰老的原因是肾亏，在日常饮食中要多食用补养肾气的食物。

中医所指的"肾"不同于西医单纯的肾脏，它的含义更广，包括了生长发育及生殖系统的所有功能。中医认为，肾中精气充足，女性则面色红润，齿固发黑，耳聪目明，记忆力好，性功能正常，反应敏捷；而当肾中精气亏虚时，则会出现头发稀疏、视物昏花、腰膝酸软、记忆力下降、性功能减退等一系列早衰现象。因此，"肾"的养生保健是女性保持活力、延缓衰老最重要的方法之一。

中医的"肾"是人体的健康之源、美丽之源、气血生化之源，但几乎所有女性都要经历月经、怀孕、生产、哺乳、带下等生理过程，这些均消耗肾精、

第四章

脏腑是美丽的根基，食物是脏腑最好的"护理剂"

阴血。所以，肾精和阴血在女性的体内极易损耗、缺失。因此，女性特别需要补肾。

《易经》将万事万物都归纳成了八卦，人体的不同位置对应着八卦的不同相位，肾对应的则是"坎卦"，肾为坎水之脏，凡是有坎水性质的食物都可以补肾。牡蛎、海参、鲍鱼、栗子、淡菜、干贝、冬虫夏草，都具有坎卦的食物属性，因此补肾效果都很好。

酱牡蛎

原料：牡蛎（鲜）300克，白萝卜100克，梨半个，栗子（鲜）10克，辣椒粉300克，葱、姜、蒜、盐各适量。

做法：将牡蛎放到盐水里用筷子轻轻搅动着漂洗，然后捞出控干；萝卜切成长宽各为1.5厘米左右薄片，梨和栗子剥皮后切成同样大小的片；葱、姜、蒜都切成细丝；在切好的萝卜、梨、栗子里放进2勺辣椒粉搅匀，使其出现红色；将控干水的牡蛎和拌好辣椒粉的萝卜、梨、栗子搅拌在一起，然后将其余的调料一起倒进去拌匀后装入坛子里，盖严盖儿，放置在20℃左右的气温下，2～3天后即可食用。

美容功效：牡蛎含有丰富的蛋白质、脂肪、钙、磷、铁等营养成分，《本草纲目》记载"多食之，能细洁皮肤，补肾壮阳，并能治虚，解丹毒。"现代医学认为牡蛎肉具有降血压和滋阴养血等功效。除此之外，牡蛎还具有"细肌肤，美容颜"及降血压和滋阴养血、健身壮体等多种作用。酱牡蛎滋阴养血，美容颜，润肌肤。

五黑粥

原料：黑米100克，黑木耳、黑豆、黑芝麻、黑枣、核桃仁各30克。

做法：提前一晚将黑木耳泡发；将所有材料洗净后放入锅内，加适量清水，用旺火煮开后，转文火煮1小时即可食用。此粥宜长期食用。

美容功效：黑米有补血益气、健脾开胃、舒筋活血等功效；黑豆能补肾强身、活血利水、解毒、润肤；黑芝麻有补肝肾、润五脏的作用；黑枣有补肾、养胃、补血的功能。五黑粥能滋补肝肾、健脾开胃，也能补血、清毒素、抗衰老，常食能增强活力、美容养颜。

海参粥

原料：海参30克，粳米100克，葱花、姜末、盐各少许。

做法：将海参泡发后切碎；将粳米洗净后放入锅内，加海参、适量清水，用旺火烧开，转文火煮1小时；撒入葱花、姜末煮3分钟，调入盐即可食用。

美容功效：海参有滋阴补肾、养血补血的作用。此粥能改善腰膝酸软、头晕失眠的症状，对于肾气血亏引起的贫血、容颜不美等有较好的效果。

肝是美颜"化工厂"，
避免"食伤"就是最好的养肝美容法

肝藏血，调节着全身的血量。肝气不舒，人体周身气血运行便会紊乱，不仅会出现面部各种问题，还会出现眼睛发黄、月经不调、痛经等症。因此，想拥有雪莲般清透白皙的皮肤和美丽容颜的女性，就好好保养你的肝吧。

脏腑是美丽的根基，食物是脏腑最好的『护理剂』

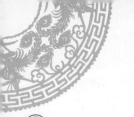
生活中的每个人都渴望拥有健康白皙的肌肤和姣好的容颜，但如果肝脏不好就会成为女人容颜的"蛀虫"，为爱美的女性带来很多烦恼。外在的妆容只能是暂时的，养好肝才能让你美得彻底。

小曼是公司的业务尖子，也年轻有活力，工作干劲非常足，一直都处于一种忙忙碌碌的状态，可谓劳心劳力。但不知什么原因，最近原本娇嫩的脸开始变粗糙了，额头、眼角和颧骨处突然生出了不少的小细纹，而且手指甲也不再像以前那样圆润，而是有些干枯变形。经过看医生才得知，原来是肝脏出了问题。

《黄帝内经·素问·举痛论》中说："肝主血海。""肝藏血，为罢极之本……充筋华爪，开窍于目。"肝藏血，具有储藏血液、调节血量和防止出血的功能，并起着滋养皮肤、充盈人体指甲、开窍明目的作用。

如今的女性尤其是一些职业女性，为了工作整日忙忙碌碌，却忘了对自己身体的保养，尤其是对五脏六腑的保养。作为脏腑器官之一的肝，如果被忽略了，就会直接影响到你美丽的肌肤、容颜和指甲等。

肝使人体内气机升降有序，不会发生瘀滞和郁结，因此只有保证肝气通畅和舒展，人才会有好颜色。当肝气血充盈，肝气升发柔和、通畅，全身气血畅通，则面色红润光泽、眼睛水灵、指甲柔韧明亮；如果肝气血亏虚，藏血不足，则肝气升发不足，不能调节全身血量，就会使血液瘀滞于面部，面色发青。面部皮肤缺少气血的滋养，面色暗淡无光，出现黄褐斑，额头发际处易生痘痘，眼睛发黄且干涩，指甲枯软、没有色泽、容易变形和断裂。

养护肝脏一定要讲究均衡营养，避免"食伤"伤到肝脏。少在外面饮食、聚餐，以免感染甲肝、乙肝病毒；如果迫不得已，就餐时尽量不互相夹菜。

黄曲霉素是伤肝的主要毒素。受很多女性朋友青睐的豆腐乳就含有大量的黄曲霉素，霉变的大米、花生、瓜子等也含有大量的黄曲霉素，这种物质让肝病的发生率提高了很多倍。另外，保鲜膜、劣质快餐盒遇热也会产生大量黄曲霉素，因此尽量少用。用多次反复炸油条的油炸出的油条等食物尽量少吃。

空腹喝酒也容易导致肝脏受损，因为此时更易吸收乙醇。

另外，药物的侵害也容易伤肝，像人们比较熟悉的阿司匹林、螺旋霉素甚至是口服避孕药等，都有一定程度的伤肝副作用。因此，为了保护肝脏，养颜护肤，生病吃药也要谨慎。

糖元分解的葡萄糖醛酸可以与有毒物质相结合，从而促进解毒排毒，起到保护肝细胞的作用。因此，肝脏有毛病的人可以适当地进食碳水化合物，成年人一般每天可以摄入350～400克的碳水化合物，蜂蜜、巧克力等食物都可以吃一些，但不要过多。鸡蛋、鱼虾、禽畜肉及动物内脏、牛奶、豆制品等含有优质蛋白质的食物也多食用一些。脂肪摄入不宜过多，适当的摄入量为每天40～50克。摄入维生素、矿物质应全面丰富，多吃水果和蔬菜，少食用辛辣刺激、不容易消化的食物。禁烟限酒。不食用不清洁卫生、变质的食物。

下面我们一起来看一下养肝护肝的营养食谱。

首乌补肝粥

原料：首乌60克，大米60克，红枣10枚，红糖适量。

做法：将红枣洗净去核，与洗净的首乌、大米一同放入锅内，加清水适量，用旺火煮开；加入红糖，转成文火煮20分钟后，即可食用。

美容功效：首乌补气虚，益肝肾，明目，乌发；红枣补益气血。此粥能够补养气血，补肝益肾，常食可使人面色白皙润泽，肌肤光滑、细嫩。

梅花粥

原料：白梅花5克，粳米80克，冰糖适量。

做法：将粳米洗净放入锅内，加清水适量，用旺火煮开；加入白梅花、冰糖，煮两三分钟即可食用。每餐吃1碗，连续吃5天后，停3天再继续食用。

美容功效：白梅花疏肝理气，开胃散郁，活血解毒。此粥可以滋补肝阴、养血行气、美容润肤，常食可使人容光焕发，特别适合面色蜡黄、暗沉者食用。

祛火清毒养颜茶

原料：菊花10克，枸杞子10克，生山楂片10克，决明子5克。

做法：将决明子用文火炒至香气溢出时取出；将炒好的决明子与菊花、枸杞子、生山楂片一起放入带盖的茶杯中，用开水冲泡，加盖闷30分钟即可

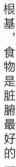

脏腑是美丽的根基，食物是脏腑最好的「护理剂」

饮用。

美容功效：菊花清热平肝；山楂活血化瘀，清除血液里的毒素，有保护肝细胞的作用；决明子有清泻肝胆郁火、疏散风热的作用。常喝此茶能补益气血、平肝祛热、凉血化瘀，同时护肤养颜、抗衰老。

"花想容"教室

健康永远离不开运动。无论多忙，每天都要抽出一定的时间，到外面散步、打球、打太极拳等，春天时还可以去踏青。既能使人体气血通畅、吐故纳新、强身健体，又可以怡情养肝，达到护肝保健之目的，同时还能保持你的美丽！

胆给美丽除害，清淡饮食护胆护容颜

胆功能不健全，就会导致人的皮肤出现黄疸、皮疹和粗糙等。因此，养好了胆，也就是给美丽除了害，让你更美。

每个女人都在为美丽寻找方法，一生都在追求更年轻、更美丽的自己。然而，有的人充满了自信美，做事坚决果断，让人一眼看上去就备感舒服；但有的人却胆小懦弱，说话唯唯诺诺，就算容貌再漂亮，身姿再妖娆，也让人看不到美。

黄梅本是个大大咧咧、美丽健康、阳光自信、做事果断的女性，但最近两年再见她时似乎变了个人，完全没有了以往的自信，总是一副犹犹豫豫的模样。肤色也没有以前那么红润有光泽了，而是灰黄黯淡，没有生气。当人问她是不是发生了什么事情时，她说没有。可是没过多久，就听说她因为胆结石住院了。

黄梅之所以像变了个人似的，原因就在胆。

胆主决断，有判断事务并做出决定的作用。这一功能对防御和消除某些精神刺激的不良影响，维持和控制气血的正常运行，确保各脏腑之间协调等有着非常重要的作用。同时，胆分泌的胆汁，有促进食物消化吸收的作用。

肝与胆相表里，胆汁的排泄顺畅与否必须依赖于肝的疏泄功能。肝疏泄功能正常，胆汁排泄就畅达，脾胃运化功能就健旺，身体以及肌肤都健康美丽；如果肝气郁结，胆汁排泄不利，不仅脾胃消化功能会受影响，还会出现胸胁胀满、食欲不振或大便失调等症，表现在肌肤上就见灰黄黯淡，有黄疸症状。久而久之，胆汁淤积，便形成了结石。在前面的例子中，黄梅做事不再果断，皮肤还黯淡无光，都源于胆结石。可见，胆不仅对身体健康重要，对美丽也非常重要，养好了胆，也就成就了自己的大美。

养胆，智慧的女人可以边吃边养，日常注意饮食，尽量不给胆"添堵"。空腹太久，可导致胆酸含量减少，在胆固醇含量不变的情况下，又大量进食油腻荤食、甜食，就很容易形成高胆固醇胆汁而成结石核心。为此，饮食应规律，一日三餐按时进餐，不暴饮暴食；少吃油腻荤食、甜食，多喝水，以促进胆汁代谢排泄；多食用清热利胆和低脂、低胆固醇食物，如鱼、瘦肉、奶类、豆制品、蔬菜以及水果等；少摄入高胆固醇食物，如鱼子、动物内脏和蛋黄等，忌食辣椒、酒、咖啡以及浓茶等。下面就介绍几款疏肝利胆的美食食谱。

蚝油生菜

原料：生菜300克，胡萝卜、蚝油、蒜末、葱花、盐、淀粉、食用油适量。

做法：把生菜洗净，用手撕成块；胡萝卜洗净切薄片；锅中烧开水，放入生菜烫一下捞出过凉水；再将胡萝卜片放入开水中焯一下捞出，与生菜拌和后装盘；将蒜末撒在生菜和胡萝卜片上面；淀粉用清水调匀制成芡水，待用；锅里倒入食用油，烧热后加入蚝油、芡水和盐，熬制黏稠浇在生菜上，最后撒上葱花即可。

美容功效：蚝油不是油质，而是在煮蚝豉（又名牡蛎）时剩下的汤，经过滤浓缩即为蚝油，含有多种营养成分，味道鲜美，有降血脂、降血压、降血

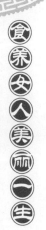

糖、促进智力发育以及抗衰老等功效；生菜具有清肝利胆、滋阴补肾、增白皮肤、减肥健美的作用。蚝油生菜清肝利胆，清热消炎，润泽肌肤。

薏米绿豆粥

原料：薏米50克，绿豆20克，薄荷5克，白糖适量。

做法：薄荷轻煎取汁；锅中加水，将淘洗好的薏米和绿豆放入煮粥；粥成后加入薄荷汁再煮开，最后加白糖调味即可食用。

美容功效：清热利湿，疏肝利胆。

蒲公英粥

原料：粳米100克，鲜蒲公英90克。

做法：将鲜蒲公英洗净，切碎，加水煎煮，去渣取汁；与淘洗干净的粳米一同入锅，加水适量，先用旺火烧开，再转用文火熬煮成稀粥。

美容功效：此粥清热解毒，消肿散结。适用于胆结石症者食用。

"花想容"教室

每天敲打风市、中渎、膝阳关、阳陵泉4个穴位左右各200次，可以刺激胆经，使胆经活动加速，将堆积在大腿外侧的垃圾排出。因此常敲打双大腿外侧，可以起到瘦大腿的效果。

美丽要从"肠"计议，通肠美食帮你做"肠美人"

女人总是想美丽无极限，但是如果每天在你的肠胃里都存留大量的食物残渣，就会生出很多的毒素，导致容颜斑斑痕痕。因此，想美丽的女性还要从"肠"计议。

有不少女性朋友脸上总是起一些小痘痘，反反复复，着实让人烦恼。用过了很多祛痘、祛斑的化妆品，但就是止不住痘痘往外冒。其实很多时候，脸上起痘是因为体内毒素积聚过多的原因。

本来活泼开朗的小王，最近变得郁郁寡欢，同事问其原因，才得知她长期失眠，整天都晕晕沉沉的。不仅如此，小王本来紧致细嫩的肌肤，变得很粗糙，而且还出现不少的色斑。小王告诉同事，其实这些还不是困扰她最重要的问题，最重要的还是长时间便秘，让她备受折磨。原来小王一周最多两次大便，有时候甚至会一周或超过一周才便一次。但又苦于没有好的解决办法，只好硬撑着，为此她生出了不小的焦虑感，失眠症状也越来越严重了。

体内时常有宿便，身体代谢的废物排不出去，久而久之就会严重影响身体健康，头痛、头晕、恶心、乏力、低糖、贫血、失眠多梦、神经衰弱等。不仅如此，女性朋友如果长期便秘，只会让脸上的斑斑点点、痘痘之类的越长越多，反反复复，没完没了地困扰着你。

想没有宿便，就需要清肠。中医养生学认为："肠常清，人长寿；肠无渣，人无病。"只要肠胃里没有毒素，常能保持清洁，人就可以长寿；肠里没有宿便，能够保持通畅，人也就不会便秘，也就不会生病。体内没有毒素，人不会生病，容颜也就不会受斑和痘的影响了。

想让肠通畅，不留宿便，不积聚毒素，日常饮食非常重要。多食含膳食纤维的食物以及蔬菜和水果等，以利于清肠排便；每天饮水足量，不要少于2000毫升；一些容易导致便秘的食物如辛辣物、酒精以及咖啡等要少吃或不吃。

接下来我们就介绍几道通肠美食食谱。

发菜瘦肉粥

原料：发菜200克，瘦肉100克，大米100克。

做法：发菜浸泡、洗净备用；将瘦肉剁成末；大米淘洗干净，与瘦肉末一起放入锅里煮，先用旺火煮开，然后转小火煮1小时以上；然后加入发菜煮

第四章　脏腑是美丽的根基，食物是脏腑最好的『护理剂』

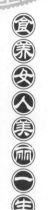

开，最后加少许盐调味即可。

美容功效：此粥润肠通便，润泽肌肤，有利于毒素的快速排出。

双笋清润汤

　　原料：竹荪6个，竹笋1根，鲜香菇4朵，枸杞子10克，嫩姜1小块，豆苗20克，盐、胡椒粉适量。

　　做法：竹荪洗净，切成小段；竹笋煮熟，切成薄片；鲜香菇、嫩姜切片备用；锅中加水烧开后放入竹笋、竹荪、鲜香菇、枸杞子、嫩姜，煮10分钟左右后加入豆苗、盐、胡椒粉，煮熟后即可食用。

　　美容功效：竹荪有"真菌皇后"的美誉；竹笋不仅能促进肠壁的蠕动，增进消化腺的分泌，促进排泄，而且能吸附并带走胃肠中的有毒物质，减少有毒物质的吸收作用。二者合在一起煮汤有生津润燥、滋阴补肺、清肠排毒、降脂降压、促进肠胃蠕动的功效。

什锦烩鲜蔬

　　原料：西芹100克，胡萝卜50克，香菇50克，金针菇50克，口蘑50克，蚝油1汤勺，淀粉少许，葱段1根，盐、食用油适量。

　　做法：将西芹、胡萝卜洗净切丝；香菇、金针菇、口蘑洗净备用；锅中加水烧热，放入以上原料焯一下，捞出后放冷水中浸泡备用；油烧热后放葱段炝锅，再倒入蚝油和前面所有的原料用中火细炒，如干锅可放少许水，再放入淀粉勾芡炒匀即可。

　　美容功效：香菇、金针菇、口蘑等菌类和新鲜蔬菜中均含有丰富的具抗癌、增加肠胃蠕动作用的成分，能够帮助人体消化食物，排除毒素。菌类食物热量低，所含氨基酸、维生素、矿物质都十分丰富，常吃可以增加人体免疫力。

"花想容" 教室 --

　　通过运动可以起到润肠通便、排除毒素的目的。单腿上举外展运动：仰卧在地板上，右腿屈膝，脚掌撑地；将左脚尖绷紧，并直腿向上举起；吸气的同时慢慢地将右腿向外侧展开，感觉大腿内侧肌肉用力收紧，停留 5 ~ 10 秒钟后呼气还原；左右腿交替进行，重复 10 次。

别让美丽扼杀在膀胱上，
通利消炎食物助你膀胱健康容颜美

女人在千方百计地寻求美丽之方，在寻求过程中一定不要忘了保养膀胱，否则一旦膀胱出现问题，你的美丽就被扼杀了。

追求美丽本无可厚非，但在追求美丽的同时，智慧的女性朋友一定要先保证身体健康，如此一来才能收获真正的美丽。呵护膀胱就是其中很重要的一环。

身为办公室秘书的小李，一天，为了赶制经理开会需要的文件，连卫生间都顾不得上了，硬是憋着十足的尿意坚持了两个多小时，直到赶完文件后，她才赶紧往卫生间跑。但是由于长时间憋尿，她患上了急性膀胱炎，虽然有很重的尿意，却每次都只能尿出一点点的尿，而且淋淋沥沥地不断。一天过去了，小李还是没能将尿排完。痛苦的她只好去医院检查，医生给她开了消炎药，还叮嘱她多喝水。三天之后，小李才感觉身体畅快了许多，每次排尿也能排干净了。

长时间憋尿就会导致膀胱炎等疾病，不仅让人难以忍受其折磨，还会影响女性魅力。

《黄帝内经·素问·灵兰秘典论》中有语："膀胱，州都之官，津液藏焉。"意即膀胱是储藏津液的地方，其主要生理功能就是储尿和排尿。肾与膀胱相表里，肾是作强之官，肾精充盛则身体强壮，精力旺盛；膀胱是州都之官，负责储藏水液和排尿。它们一阴一阳，一表一里，相互影响。《黄帝内经·素

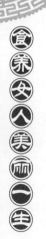

问·灵兰秘典论》中有膀胱"气化则能出焉"之说，也即是说，膀胱的功能全赖于肾的气化。但是膀胱的储藏津液的功能正常与否，对肾的影响也非常大。膀胱功能正常，肾的精气就足，美丽就有了根本保障。但是如果膀胱的功能不利，就会导致膀胱疾病以及高血糖、高血脂、高血压等疾病，而且会令皮肤干燥脱皮或是皲裂或水肿，从而影响美丽。因此养颜需要养膀胱。

通利消炎的食物可以帮助膀胱恢复健康，还女性以活力与美丽，如西瓜、葡萄、菠萝、芹菜、梨等。下面我们再具体介绍几种通利消炎的食物。

绿豆。绿豆是清热解毒、祛火的常备食物。经常食用绿豆可以帮助身体排出体内毒素，从而促进身体的正常代谢。吃过肥腻、煎炸、热性食物之后，若皮肤出现瘙痒、暗疮、痱子等症，就可以用绿豆来解毒。在绿豆汤中调入蜂蜜饮用，排毒养颜功效更佳。

茶叶。茶叶是清热除烦、消食化积、通利小便的排毒卫士。茶叶有醒脑提神、清目、消暑解渴的显著功效。茶叶中的茶多酚，具有很强的解毒作用，其作为一种天然抗氧化剂，能够有效清除活性氧自由基，是用于保健强身和延缓衰老的佳品。

黄瓜。黄瓜是具有明显清热解毒、生津止渴、化解炎症的排毒食物。黄瓜中所含的黄瓜酸，可以促进人体新陈代谢，促进毒素排出；所含的大量维生素C还具有美白皮肤、使肌肤保持弹性、抑制黑色素形成的功效。

海带。海带是化痰、消炎、通利、平喘、排毒、通便的理想食物。海带中的碘被人体吸收后，可以有效促进有害物质、病变物和炎症渗出物的排出；同时海带含有一种硫酸多糖，能吸收血管中的胆固醇，并排出体外。

此外，蜂蜜、胡萝卜以及其他各种萝卜、木耳、荔枝、猪血等，也具有良好的通利消炎效果。

下面我们看几道通利消炎的食谱。

凉拌黄瓜

原料：黄瓜2根，蒜50克，盐、香油、味精各适量。

做法：将黄瓜洗净拍碎，放入一容器中备用；蒜剥皮洗净，拍成碎末，放入拍好的黄瓜中；最后将盐、香油及味精放入，拌匀即可。

美容功效：黄瓜通利消炎，美白润肤；大蒜有很好的消炎作用。凉拌黄瓜有通利消炎、美白润肤之功效。

西瓜葡萄酒

原料：西瓜1个，葡萄干1碗。

做法：将西瓜近瓜蒂部切下一块备用；将洗净控干水分的葡萄干倒入掏松的瓜瓤里，将切下的一块盖在瓜上，糊以泥巴封住，放置阴凉处，待10天以后除去泥巴，揭掉盖子，倾出液汁，即为含微量乙醇的西瓜葡萄酒。

美容功效：西瓜味甘性寒，通利小便；葡萄味甘酸性平，也有利小便作用，两者一起酿成的低醇果酒，有清热利湿、促进体内水液代谢的功能。排除尿液和毒素，避免水肿或毒素沉积体内，容颜自然美。

"花想容"教室

按摩腿部腘窝处的膀胱经穴委中穴，便可以为美丽排除万难。后背、腰部的病痛很多都可以通过按摩委中穴解决。委中穴分清降浊，经常按摩此穴，不仅可以缓解背痛、腰痛等症，还可以让堵塞的鼻子通气。

第四章

脏腑是美丽的根基，食物是脏腑最好的「护理剂」

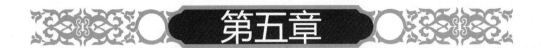

经络维护女人美，食物通经活络美丽你全身

经络纵横交错于全身，形成了女人健康与美丽的基础和前提。一旦体内经络不畅、气血不足或瘀滞、身体阴阳不平衡时，就会导致精神不振、肌肤粗糙没有光泽，面色晦暗。多吃通经活络的美食吧，它们能让你美丽全身。

助眠饮食让女人睡好子午觉，养好肝经、胆经、心经，让美丽全天候

子时按时大睡，午时小憩，有利养阴阳。女人如果能在这两个时辰睡好"子午美容觉"，有利于表皮细胞新陈代谢及皮肤细胞再生速度和肌肤的自我调整。助眠饮食帮女人睡好子午觉，让容颜更靓丽。

肝胆得不到充分的休息，可表现为皮肤粗糙、黑斑、面色发黄等。因此想要保持美丽的女性朋友一定要养好肝、胆。

小美本来肤色白皙、娇嫩，人见人美，可是最近一个多月来，她姣好的皮肤却不见了，而是显得粗糙干燥，黯淡发黄，还隐约间有了黑斑。这让周围的人很是诧异。小美说她也感觉最近自己的肤色很差，不过可能与自己一个多月来的熬夜有关。由于自己刚刚买了房，为了能早日还清房贷，她白天上班，晚上还在家做一份兼职工作，每天都要熬到凌晨才能做完。

中医认为，子时和午时是阴阳交替之时，是人体经气"合阴""合阳"之时，此时极利于养阴及养阳。《黄帝内经·灵枢·大惑论》有云："阳气尽则卧，阴气尽则寤。"子时是一天当中阴气最盛、阳气衰弱之时，而午时则是阳气最盛、阴气衰弱之时，因此在子时应"卧"，在午时应"寤"，也就是说在子时与午时都应该睡觉，子时大睡，午时小憩。晚11时至凌晨1时的子时，正是经脉运行到肝、胆的时间，此时养好肝经和胆经最好的办法就是熟睡；而午时正是心经当令时，此时虽然在为工作操劳，但短暂的小憩完全可以让你精力充沛。也就是说，睡好子午觉对阴阳平衡及养好肝、胆、心经非常有利。

如今，很多女性朋友总出现失眠症状，即使每天晚上强制自己睡觉也难以入睡，辗转反侧间用了很多种方法都无济于事，依然要清醒地看着东方泛白。

经络维护女人美，食物通经活络美丽你全身

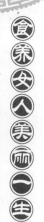

这种状况严重影响了女性朋友的工作和生活，同时也给女性朋友带来了不小的容颜和肌肤问题。那该如何做才能让自己睡好子午觉呢？其实通过日常饮食就完全可以做到。像大枣、小米、糯米、百合花、莲子、龙眼、葵花子等都有一定的助眠作用。下面我们来具体介绍几种助眠食物。

莲子百合羹

原料：莲子9克，百合花9克，龙眼肉9克，银耳6克，枸杞子6克，冰糖适量。

做法：将莲子、百合花用开水浸泡30分钟左右，洗净，同龙眼肉、银耳、枸杞子、冰糖同放入碗中，加水适量，隔水蒸透即可。睡前服用，效果最佳。

美容功效：莲子益肾固精，补脾养心；百合花养阴润肺止咳，清心安神，用于虚烦惊悸、失眠多梦；龙眼肉补心脾，益气血，安心神，常用于心脾两虚、气血不足的心悸怔忡、失眠健忘；银耳滋阴润肺，养胃生津；冰糖甘缓补中调和，有增强养心安神治失眠的功效。莲子百合羹有养心助眠的作用。

小米粥

小米性微寒，含有丰富的营养成分，并且还含有大量的色氨酸等物质，有利于健脑。阳盛阴虚、夜不成寐的女性朋友可以在睡前喝一碗健脾和胃、助眠安神的小米粥。

原料：小米适量，大枣5枚。

做法：将小米淘洗干净，大枣洗净；加清水在锅内煮成粥即可。

美容功效：健脾和胃，安神助眠，可以改善因睡眠质量差导致的皮肤问题。

菊枣养颜润色茶

原料：菊花瓣10克，红枣6枚，绿茶3克，蜂蜜2克。

做法：红枣去核加入菊花瓣用水300毫升煮5分钟，再倒入蜂蜜与用开水150毫升冲泡过的绿茶搅匀即可。加蜂蜜时注意水温不能过高。

美容功效：菊花瓣有清肝明目、祛毒散火、清热解毒、松弛神经、舒缓头痛等功效；红枣富含多种营养成分，有安神助眠、益气补血之功效，经常食用能令肌肤光泽细腻、红润。菊枣养颜润色茶有养肝、明目、润颜、补中益气、养血安神的作用。

大腿根部是足厥阴肝经所在之处，如果经常在此处涂抹润肤露，然后用手摩擦大腿根部至发热，则可以促进肝脏造血和排毒功能，对黄褐斑、妊娠斑、痤疮、面色晦暗、面色黯黑等有不错的治疗效果。而且此操作还有促进乳房发育、解除乳房胀痛的作用。

辰时吃早餐，
可以养胃经、脾经之气，让美丽更持久

脾胃供血不足，颜面光泽、皮肤弹性就会受到严重影响，因此想保持青春常驻的女性，一定要在脾经和胃经上多下工夫。

很多女性朋友为了保持苗条的身材，能不吃就不吃，能少吃一口就绝不多进一勺，甚至有些女性朋友干脆就把早餐省了，不仅节省上班的时间，还可以减肥，以为这样是一举两得的事情。殊不知，此举既害健康更害娇容。

为了减肥，晶晶发誓要将节食进行到底，不仅午饭和晚饭吃得很少，就连早饭也省掉了。可是不成想，她原本娇嫩润滑的皮肤以及红润的面颜却在减肥中消失不见了，取而代之的是瘦巴巴、干瘪瘪的样子。肥是减了，但美丽同样也被减了：皮肤松弛，皱纹也爬上了脸庞以及脖颈。

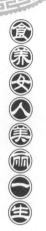

　　面部供血主要依靠脾经、胃经，面色好不好、有没有光泽、皮肤有没有弹性、是不是有松弛状，都是由脾经、胃经供血来决定的。有些女性朋友看到自己的面色差，皮肤松弛，甚至脖子上也有了松皱，便用各种化妆品来补救，殊不知，脾经、胃经养不好，再好的化妆品也无法找到那种水灵灵的感觉了。

　　中医学认为，胃为后天之根本。胃主受纳，脾主运化；胃气宜降，脾气宜升，脾胃的升降功能主宰了胃肠动力的平衡。人以胃气为本，胃气就是指胃的消化功能。而中医也认为，早晨7～9点的辰时由胃经当令。此时段人体的血液精华将全力支援胃腑来帮助消化人体进食的食物。如果早晨不吃早餐，就很容易损伤脾胃之气，影响美丽，易致皮肤松弛，生痤疮、生黄褐斑等。胃经是很长的一条经脉，胃疼是胃经的问题，膝盖疼很多时候也是胃经出现了状况，而脚面疼其实大多数也属于胃经疼。还有很多女性朋友长青春痘，甚至小孩子也长青春痘，实际上都是因为损伤了胃气，于是胃经上出现了病症。

　　9～11点是巳时，此时脾经当令。脾主运化，早上吃过的饭在此时开始运化。只有靠着脾的运化功能，胃进食的食物才能一点点被消化吸收掉。

　　我们说，很多女性朋友为了减肥，不吃早餐，这是非常不正确的，不仅对身体健康不利，还不利于美容养颜。为什么这么说呢？

　　从子时开始到辰时之间，实际上是人体重新再分配的过程，这个过程任务并不轻，大家一定不要认为在自己熟睡的阶段，身体各项机能也处于休眠状态。辰时吃早饭，就是及时补充营养。此时天地阳气最旺，吃早饭最容易消化，也最容易吸收。但是如果不吃早饭的话，胃经就会一直分泌胃酸。饿得时间长了，就会出现胃溃疡、胃炎、十二指肠炎、胆囊炎等疾病。

　　脾是消化、吸收、排泄的总调度，又是人体血液的统领。到了9点，如果胃里没有食物，脾经就会出现空运化。《黄帝内经·素问·六节藏象论》中说："脾开窍于口，其华在唇。"也就是说，脾的功能好，消化吸收好，血液质量好，嘴唇就是红润的。而如果早上不吃饭，脾经受到严重损伤，不仅容颜和嘴唇没有光泽，甚至还会导致头晕、记忆力下降等对身体健康不利的状况。

因此早上一定要吃早饭补充营养。爱美的女性朋友一定要记住，吃早餐是不会胖的，哪怕你吃多了都没关系，因为此时有胃经和脾经的受纳和运化。因此早饭不仅要吃，而且还要吃好。最好是干稀搭配，早上饮用一些粥汤类的食物，再配以粗纤维麦片、面食、鸡蛋或牛奶等。

下面我们就来看一下健脾养胃的早餐。

黑米糊

原料：黑米适量。

做法：将黑米洗净浸泡一夜，水不要倒；放入搅拌机搅拌30秒；在锅内加热至熟即可食用。

美容功效：健脾养胃，养颜美容。

酸奶沙拉

原料：全麦面包（或者全麦饼干）、香蕉、各类干果（如核桃、杏仁、葡萄干等）、酸奶各适量。

做法：将面包（或饼干）掰碎，香蕉切片，干果适量放入盘中，浇入酸奶，即可食用。

美容功效：酸奶沙拉营养丰富，简单易做，方便省时，常食还可以美容养颜。

"花想容"教室

腿伸直时膝盖内侧有一凹陷处，是足太阴脾经所在位置。如果经常用拇指按压（按压时尽量用力至感到明显酸胀）或热水热敷此处，则可以调理脾脏，对面色萎黄、皮肤粗糙、毛细血管破裂有较好的作用，并能有效地抑制面部痤疮的出现，同时能改善消化系统的消化功能，既可减肥，又能健体。

经络维护女人美，食物通经活络美丽你全身

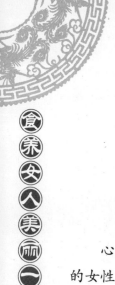

午未交替之时吃午饭，养好心经、肠经，保持青春活力

心经、肠经养不好，就容易长色斑、皱纹。因此，想永葆青春活力的女性朋友，一定要养好心经和小肠经。

如今"早餐吃好，午餐吃饱，晚餐吃少"已经成了众多人所奉行的养生准则。但是对于午餐，很多女性朋友却不是很在意，尤其是职业女性，在单位需要吃工作餐，有时候纯粹就是为了吃饱而吃，从来不考虑饭菜的质量。还有一些人为了减肥干脆就省了午餐一顿饭。其实这些做法既不利于身体健康，也不利于美容养颜。

张大妈虽然已经年过花甲，但做起事来依然风风火火，让人看不出一点年老体衰的样子。无论是照顾自己家，还是帮助社区内行动不方便的老人，她总是非常积极而富有干劲。很多上了年纪的老人都非常羡慕张大妈的身体，同时也被她的"热心肠"感动。闲聊之中才发现，张大妈并没有什么保养诀窍，几十年来让她一直青春不减的，原来只是每天中午精心为自己以及家里人准备的午饭。

张大妈每天为自己精心准备一些午饭就可以让自己一直保持青春的活力，似乎有些不可思议，其实只要你明白了午饭的重要性，就能想到张大妈是怎么保持青春的。

我们全身都有气血在不断地运行，川流不息，但在一天当中，最旺盛的气血流会到达不同的经络。午时心经气血最旺，因此午时要养心经。而小肠经与心经互为表里，因此午饭应在中午的12点半左右吃最好。这样未时也就能养小肠经了。小肠的主要任务是负责消化吸收，只有吃过午饭后，小肠才会有东西可吸收，也才可以得到足够的气血来滋养。因此午饭不仅要吃，还要吃饱。尤其是那些以几片面包或一个汉堡，或者两个水果就解决了午餐的职业女性，太过糊弄的结果便是牵连到了我们身体的"边防部队"——膀胱经，不仅丢了身体健康，还失去了美丽，导致鱼尾纹、色斑和皮肤松弛的出现。因此午餐不仅要吃饱，还要吃好。

无论是长期居家的女性，还是上班一族的职业女性，注意午餐的营养是最为重要的，蛋白质、矿物质、维生素、纤维素、脂肪等营养成分都需要考虑在餐点之中。主食、肉类或鱼类、水果、蔬菜一定要搭配着吃，使营养均衡全面。下面我们就为大家介绍几款营养全面而又不影响体形的美味午餐。

双菇凉瓜

原料：凉瓜150克，香菇100克，金针菇100克，食用油、盐、酱油、姜、糖、香油适量。

做法：将凉瓜顺丝切成细丝，姜切成细丝；香菇浸软切丝，金针菇切去尾端洗净；油爆姜丝后，加入凉瓜丝、香菇丝及盐，同炒片刻；再将金针菇加入同炒，加入调味料炒匀即可食用。

美容功效：香菇、金针菇能降低胆固醇，有养心益肾、健脾厚肠、除热止渴之功效；凉瓜富含纤维素，可减少脂肪吸收，帮助女性减肥瘦身。双菇凉瓜养心益肾，健脾厚肠，瘦身塑体。

多彩鸡丁红米饭

原料：去皮鸡胸肉80克，香干豆腐两片，杂菜粒（胡萝卜、玉米粒、豆角粒）两汤勺，西蓝花150克，煮熟红米饭、盐、糖、酱油、淀粉、食用油各适量。

做法：香干豆腐切丁备用；去皮鸡胸肉切丁与配料腌片刻；平底锅烧热，放少量食用油，把腌好的鸡肉炒至八成熟；加入杂菜粒炒1分钟，再加入香干豆腐粒搅拌均匀；西蓝花开水焯熟捞出，加到鸡胸肉和香干豆腐中，最后再加入适量盐盛出，装入餐盘，再配入已煮熟的红米饭即可。

美容功效：鸡胸肉健脾益胃，养心安神。此饭低脂、高纤维，蛋白质及维生素等营养成分含量很高，是既健康又营养的饭菜，非常适合女性食用。

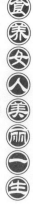

香菇酿豆腐

原料：豆腐300克，香菇3只，榨菜、糖、酱油、香油、淀粉适量。

做法：将豆腐切成四方小块，中间挖空；将洗净泡软的香菇剁碎，榨菜剁碎，加入调味料及淀粉拌匀即为馅料；将馅料放入豆腐中心，摆在碟上蒸熟，淋上酱油、香油即可食用。

美容功效：香菇有降压、降胆固醇、降血脂的作用，能够起到益心厚肠之功效；豆腐有利减肥瘦身。香菇酿豆腐能很好地养心、养肠，是女性美容瘦身佳品。

"花想容"教室

如果用食指指腹轻轻按压鼻翼两侧的手阳明大肠经，对大肠健康有益，便秘或腹泻时按压此处对症状也有一定改善。经常按压可以改善面色暗沉、痘疮现象。

申时喝点水，膀胱经通利，女人美

膀胱经是整个人体的"后防部队"，膀胱经受阻，人体的酸毒、脂肪、垃圾等就无法排出体外，长期堆积，就容易造成肩背部及臀部肥胖，影响美感，面部还容易水肿，长红疱。

《黄帝内经·素问·灵兰秘典论》说："膀胱者，州都之官，串液藏焉，气化则能出矣。"意思是说，膀胱是贮藏人体水液的地方，靠它的气化功能，帮我们把身体里没用的水液转化成尿液排出体外。可以说，膀胱经是女人最大的排毒通道。

由于工作压力，王琳一忙就是一天，有时候连去卫生间的时间都被她省下来查找资料了。久而久之，她的工作压力没有减轻，反而身体却频繁出现状况，不是头痛就是项背痛，要不然就是腰疼小腿疼等，不仅如此，她的皮肤还越来越差，总是长一些红疱，身上、脸上都有。但是最让她难受的是，越是着急工作，越是想去卫生间，并且每次小便总是淅淅沥沥，总有一种没有尿完的感觉。她来看医生，原来自己长期憋尿，得了尿潴留。医生给她开了药，还建议她要多喝水，尤其是每天的下午3～5点更要多喝水。

下午3～5点，是膀胱经当令时段。中午吃的饭已经被消化吸收得差不多了，此时除了精微物质需运化到各经脉外，体内之毒也需要被驱除到体外，膀胱经正担当了这一大任，因此膀胱经必须畅通无阻。

一旦膀胱经受阻，人体的酸毒、脂肪、垃圾等就无法排出体外，长期存留在体内，就容易导致女性肩背部以及臀部肥胖，还会出现掉发、心悸气短、胆怯、体虚乏力、失眠多梦等症状。不仅如此，人还会出现发热、流鼻涕、头痛、项背坚硬疼痛，腰好像要折断一样疼痛，膝盖不能弯曲，小腿肚疼，股关节不灵活、癫痫、狂症、痔疮都会发作，膀胱经经过的部位都会疼痛，足小趾也不能随意运动。而在这些疼痛的折磨下，相信即使再美的美女也无法很好地展现自己的美丽了。因此我们一定要呵护好我们的膀胱经。

呵护我们的膀胱经其实也很简单——喝水，尤其是在申时喝点水，让膀胱经通利，将滞留在膀胱中的尿液尽快排尽，以避免膀胱内细菌增生。

下面我们就来认识几种既可美肤又能通利的茶水。

明宫容颜永润茶

原料：枸杞子2克，人参2克，茯苓2克，绿茶5克，蜂蜜10克。

做法：用前三味药的煎煮液450毫升泡茶饮用，冲饮至味淡。

美容功效：通利排便，补气养阴，美肤强身。可以改善面色苍白、容颜衰减状。

经络维护女人美，食物通经活络美丽你全身

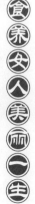

则天女皇茶

原料：益母草10克，滑石3克，绿茶3克。冰糖适量。

做法：用前二味药的水煎剂350毫升泡茶饮用，可加冰糖，冲饮至味淡。

美容功效：润肤祛斑，消皱，通利排便。适用于面晦、肤燥、皱纹多、长黑斑的女性朋友。

鱼腥草茶

原料：鱼腥草 500克。

做法：将鱼腥草择去杂质，清水洗净，沥干，捣烂，放入锅中煮，去渣取汁，频饮。如果选用干品鱼腥草，用量为30～60克，鱼腥草洗净后先用冷水浸泡2小时后再煎煮。

美容功效：此茶具有清热解毒、消痈排脓、利水通淋的作用。

"花想容"教室

按压臀横纹中央的足太阳膀胱经，有利于膀胱健康，可改善由于各种原因引起的雀斑和妊娠期、产后内分泌紊乱所致的蝴蝶斑，经常按压可以改善皮肤过敏、毛发焦枯、口唇淡白、目痛多泪等症。

酉时吃点养肾食品，做个"肾气灵人"的女人

酉时肾经当令，要采取措施，增补肾气，以发挥肾气养护人体的作用。循肾经按摩很重要，另外，也要在酉时，刚好是晚饭时，吃点补肾的食物，对补肾强身美容也有益。

中国古时把一天划分为十二个时辰，每个时辰相等于现在的2个小时。酉时又名日落、日沉、傍晚，即太阳落山的时候，指下午 5～7 点。这段时间鸡、鸟开始归巢。就十二经当令来说，酉时是肾经当令的时间。肾经当令，说明人体内"肾气凌人"，这时我们应该为肾经做点事情，也要为增补人体的肾气做点事情。因为只有肾气充足，人才会有精神有活力，人才能长得更美。尤其是对于现代女性来说，工作压力大，生活没规律，大多有不同程度的肾虚情况，也会出现很多容颜问题，比如更年期提前、眼睑浮肿、黑眼圈加重、面色苍白等等。所以女人一定要善于在一日之中酉时这个重要的肾保健时段，为自己的肾气增强做些必要的事。

那么在酉时如何增补肾气呢？可以揉揉肾经，即循肾经整个按摩几遍。这是最好的增强肾气的方法，有益于成就女人的大美。另外，也要补益一些补肾的食物，以增强肾气。并且酉时是人们的最佳晚饭时间，所以在科学安排饮食的同时，适当选择增补肾气的食物入肴，对女人的美丽有益。

下面我们一起来看，在酉时选择什么样的增补肾气的食物，具体该怎么吃。

鲈鱼汤

鲈鱼是现代人生活中比较上档次的水产品，虽然比草鱼、鲤鱼价格要贵些，但是它既能补脾胃，又可补肝肾、益筋骨，且蛋白质、钙等丰富，可以给女性朋友的美带来很多益处，所以隔三差五地在晚上做一条吃，对补肾美容有益。

由于晚上不要多吃，所以可以做鲈鱼汤或是鲈鱼粥作为一家人的主食，尤其是女性朋友的主食，补肾美容效果绝佳。鲈鱼汤的做法：

原料：鲈鱼1条，豆腐250克，姜片、葱段、胡椒粉、盐、鸡精、食用油等适量。

做法：鲈鱼宰杀处理干净，切成段；炒锅放油，放入葱、姜爆锅，放入鲈鱼稍煎一下；然后根据人数，加放适量的水，大火烧开；开锅后放入切成片的豆腐，小火慢炖30分钟，调入胡椒粉、盐、鸡精即可食用。

美容功效：补肾强肾益容颜，并且此道汤菜蛋白质、钙等丰富，有益于女

第五章

经络维护女人美，食物通经活络美丽你全身

人的健美。

糖炒栗子

栗子在中医临床使用中，多是用来健脾胃和补益肾的，明代李时珍曾记载："治肾虚腰脚无力……每旦吃十余颗，次吃猪肾粥助之，久必强健。"由此可见，栗子是自古以来公认的补肾美味。所以，补肾可以多吃栗子。由于栗子不好消化，所以晚上吃栗子只浅尝即可。栗子可以用来炖鸡，也可以做成糖炒栗子来吃。下面我们一起来学习糖炒栗子的做法，这可是很多女性朋友梦寐以求的事情。

原料：栗子500克，盐100克，糖100克。

做法：首先把剥好的栗子洗净，放在水里泡10分钟左右，沥干水备用；铁锅烧干，倒入盐和沥干的栗子，徐徐翻炒均匀，几分钟后，可以看见栗子慢慢胀开；加快翻炒的频率，使先前粘在栗子壳上的盐粒慢慢脱离，同时颜色渐渐转深；加白糖下去，注意要慢慢加入，要撒得均匀些；糖加入以后，盐粒开始发黏，渐渐变成黑色，同时糖分焦化，焦香四溢，此时，需要不断快速翻炒，并使铲子从锅底插入翻起，以保证焦糖不粘锅底。待炒到盐粒不再发黏，即关火，盖上盖子闷一会，保证栗子熟透并使焦糖香气渗入栗子里，然后用漏勺将栗子沥出即可。酉时饭前饭后吃5～6粒即可。

美容功效：有补肾壮腰之功，健脾益胃，使女人身体健康，面容姣好！

冰糖枸杞子

枸杞子是民间补肾常备品，很多女性朋友用它来泡水、入肴，这是对的。《本草通玄》记载："枸杞子，补肾益精，水旺则骨强。"《本草经疏》中也说："枸杞子，为肝肾真阴不足，劳乏内热补益之要药。"由此可见，枸杞子补肾养肝、益精明目、美容养颜效果很棒。晚饭时，煮粥或者泡茶嚼食都有益于增补肾气。

下面介绍一道简单的且很适合女性朋友食用的枸杞子补肾美食——冰糖枸杞子。

原料：枸杞子10克，冰糖10克。

做法：枸杞子淘洗干净，放入碗中，加入冰糖，加一茶勺水。晚上做米饭时，放到电饭煲内，饭熟，枸杞子也蒸好了。如果不吃米饭，单独入蒸屉上蒸15分钟即可。

美容功效：有补肾养肝的作用，养颜明目。

猪肾粥

猪肾即猪腰子，很多人都知道猪腰子补肾很好，所以日常生活中也见很多人拿猪腰子补益。这是对的。女人补肾也可以多吃猪腰子，除了猪腰子，羊肾、狗肾等动物肾的补肾效果也不错；以形补形，可以起到很好的补肾效果。

下面我们就一起来学习一道猪肾入肴的补肾美食——猪肾粥，适合晚上清补。

原料：猪肾100克，粳米100克，盐、味精、生姜等适量。

做法：将猪肾剖开，挖去白色筋膜和腺腺，清洗干净，放入锅内，加入清水，煮开成汤；将粳米淘洗干净，倒入猪肾汤内，先用武火煮开，再用文火煎熬20～30分钟，以米熟烂为度；也可酌加少量盐、味精、生姜等调味品。

美容功效：补肾益气，聪耳明目，滋润红颜。

除了上面的这些养肾食品，女性朋友可以在酉时选择补肾的食物还有很多，如黑芝麻、核桃、豇豆、牛骨髓、狗肉、芡实、虾子、冬虫夏草、杜仲、何首乌等，可以根据自己的条件和喜好自由选择。

"花想容"教室

酉食补肾，除了吃补肾的食物外，还可以将两手掌对搓至手心热后，分别放至腰部，手掌向皮肤，上下按摩腰部，至有热感为止。可早晚各1遍，每遍约200次。此运动可补肾纳气。

第五章

经络维护女人美，食物通经活络美丽你全身

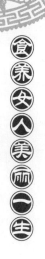

戌时、亥时喝杯滋阴养阳的花草茶，助眠又养心

良好的睡眠有助于美容养颜，每天晚上睡觉前，让自己的心慢慢静下来，并喝杯滋阴养阳的花草茶，爱美的女性就不用愁晚上失眠了。

晚上的7～9点是戌时，是心包经当令的时候。心包是心脏的外膜组织，其实也是心脏的保护组织，其主要作用就是保护心脏，保存人体精力。心包除了保护心脏外，还是气血的通道。心包经当令之时也就是其最为兴奋之时，因此想要养生，在戌时就要清除一切邪心杂念，让心脏完全处于一种完好的运行状态。如若心包经不通畅，就很容易产生胸闷、心悸、呼吸不畅、手脚无力、肩背酸痛、心律不齐等状况，影响接下来的睡眠质量。在这段时间可以看看书，也可以散散步等。

晚上的9～11点是亥时，此时应该为接下来的睡眠做好充分的准备。晚上11点以前入睡，最能养阴，睡眠效果也最好。因此为了帮助自己早点进入睡眠状态，女性朋友可以根据自己喜欢的口味，选择多种助眠安神的茶来喝。

近几个月来，不知怎么回事，浩美患了严重的失眠症。白天疲乏不堪，极其想马上倒头睡一觉，可是无奈还要坚持上班。但一到晚上，似乎所有的睡意都没有了，她越是努力想睡着，越是把自己搞得很清醒。无奈之下她只好来求助医生。最后医生给喝不了中药的浩美开了一个星期的莲花参杞茶，让她每天晚上9点半左右冲泡一杯。

如今生活压力很大，很多女性朋友都或重或轻的有失眠现象。一旦失眠，不仅会伤害身体健康，还会影响容颜，使皱纹早生，衰老早现，因此女性朋友对失眠现象一定要重视起来。像浩美一样，每天睡前喝一杯有助睡眠的花草茶就是一个很不错的选择。

花草茶不含咖啡因，单宁低，热量低，又富含有益成分。花草茶色泽怡人，芳香或温和清新或强烈扑鼻，都能让人感觉愉快。

花草茶滋味清纯淡雅、香醇爽口，有的酸甜兼容，甚至甘中微苦。而薰衣草、锦葵、柠檬马鞭草等，则都是色香味俱全的花草茶。很多花草茶可以起到缓解压力、帮助睡眠、助消化、使人身心愉快的功效。长期饮用，可以温和调节生理机能，能从根本上改善易感冒之人的体质。绝大多数花草茶不具副作用，每天不用限量，但需要长期饮用。

因此想每天都有个好睡眠的女性朋友，不妨在睡觉前喝一杯提高睡眠质量的花草茶。下面我们就来介绍几种花草茶。

柑橙花苞茶

原料：柑橙花苞10朵，蜂蜜适量。

做法：将柑橙花苞放入带盖的杯子中，用开水冲泡，然后盖闷15分钟左右即可。此茶略带苦味，可加些蜂蜜调味。

美容功效：柑橙花苞能镇静、抗忧郁、增强细胞的活力与弹性，戌时、亥时喝杯柑橙花苞茶能起到滋阴养阳、促进消化、养颜美容等效果，尤其是拥有显著的助安眠功能，非常适合失眠的女性饮用。

莲花参杞茶

原料：金莲花3朵，人参花3朵，枸杞子10枚，冰糖适量。

做法：将以上原料加入带盖的杯中，开水冲泡约20分钟即可。

美容功效：金莲花有清热解毒、滋阴降火、养阴清热和消炎杀菌的作用；人参花既养阳又收阴；枸杞子补气补血，滋阴养阳。此茶清热凉血、抗菌消炎、解毒泻火、滋阴养血。对失眠的女性有很好的安神助眠、美肤悦颜、滋阴养血、益精明目、延缓衰老的作用，是滋润皮肤、防止皮肤老化、延长青春的妙品。

合欢百合枸杞子茶

原料：合欢花5朵，百合花3朵，枸杞子10枚，冰糖适量。

做法：将以上原料加入带盖的杯中，开水冲泡约20分钟即可。

美容功效：合欢花滋阴养阳；百合花具有滋阴养阳、静心安神、利大小

经络维护女人美，食物通经活络美丽你全身

便、止涕泪、润肺止咳定喘等功效。两种花与枸杞子合泡茶喝，有疏肝理气、安神解忧、通经活络、光洁皮肤、抗疲劳、滋阴养阳的作用。

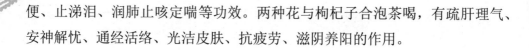

"花想容"教室

经常用食指指关节挤压手掌中心的手厥阴心包经，能促进全身血液循环，增加面部红润，减少皱纹，并能宁心安神，镇定神经。对调理月经、肤色都有一定功效。

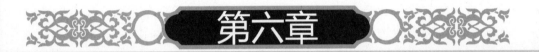

第六章

好心情决定好容貌，用食物吃出快乐心情

《黄帝内经·素问·上古天真论》中说：「恬淡虚无，真气从之，精神内守，病安从来？」拥有一个平和的心态，对一切事情泰然处之，有利于气血调和畅达、养生保健和健康长寿。养好情志，女人才能和岁月抢夺青春美丽。

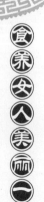

养好情志，女人才能和岁月抢夺美貌

通过个人的修养或他人的帮助，保持良好的精神状态，有一个平和的心态，不仅可以保持身体健康，还可以延衰驻颜，达到精神美和外形美的统一。

《黄帝内经·素问·上古天真论》中说："恬淡虚无，真气从之，精神内守，病安从来？"也就是说，拥有一个平和的心态，对一切事情泰然处之，有利于气血调和畅达、养生保健和健康长寿。任何美丽都不及恬淡美、健康美。

小美本是个非常漂亮的姑娘，但就是不懂控制自己的情绪，一会哭，一会笑，一会跟人生气，一会又去静默沉思……搞得大家都以为她过于神经质，因此都避而远之，不愿意与她相处。

情志不和的女人，不管是爱生气，爱大笑，整天唉声叹气，大惊小怪，还是悲悲戚戚，都不会给人以美感。因此女人要想保持姣好的容貌，就要养好情志，保持愉悦的心情。

情志即指喜、怒、忧、思、悲、恐、惊七情。祖国医学将七情太过解释为人体发病的内因。喜伤心，怒伤肝，思伤脾，悲伤肺，恐伤肾。这说明情绪太过会破坏身体的稳定和平衡，从而诱发疾病，同时也影响了外在的容颜美。

七情太过不仅伤"形"，而且伤"神"，让女性朋友失去了应有的魅力。唐代著名医药学家孙思邈在《备急千金要方》中指出："多思则神殆，多念则志散，多欲则志昏，多事则形劳，多语则气乏，多笑则脏伤，多愁则心慑，多乐则意溢，多喜则忘错昏乱，多怒则百脉不定，多好则专迷不理，多恶则憔悴无欢。此十二多不除，则营卫失度，血气妄行，丧生之本也。"

传统中医学针对情志太过的问题，总结了"恬淡虚无"的调摄法，指出人们若能保持愉悦安静、虚怀若谷的精神面貌，遇到突然事件镇定自若，自解、自悟，则能颐养真气、祛病增寿、美容养颜。因此古代养生家就认为："行宽心和是一药，心静意定是一药，忿恨自制是一药，解散思虑是一药，恬淡宽舒是一药。"

只有养好情志，使情志愉悦，才能促进身心健康，益寿驻颜；而忧愁、悲伤、生气等消极情绪和过度的兴奋，则有损健康，使人易老，使周身皮肤干燥、粗糙、发皱、弹性减退，老年斑提早出现，面部皱纹增多、加深，出现眼袋，颈部皮肤皱褶松垂以及过早脱发等现象。为了避免这些现象的发生，为了让自己容颜不衰，聪明的女性朋友就需要学会驾驭自己的情绪，自我调节，自我控制。可以通过提高自身艺术修养，培养业余爱好等来调适情志。

调适情志除了平时要调和心态外，还可以通过饮食来达到怡心静气的目的。下面我们就来了解几种中医调养情绪的饮食。

甘麦大枣汤

原料：浮小麦100克，大枣10枚，炙甘草10克。

做法：将上三味加水适量，小火煎煮，取煎液两次，混匀。早晚温服。

美容功效：常食此汤可以缓解女性因肝血亏虚引起的悲伤欲哭、精神恍惚、不能自主、烦躁等症状。

五色养颜粥

原料：黄豆、绿豆、黑豆、红豆、紫米各适量。

做法：将上述原料淘洗干净，一起放入锅中煮粥即可。

美容功效：黄豆补气健脾、行气导滞、养血润燥；绿豆清热解毒；黑豆滋阴养血、活血利水、补虚黑发、祛风解毒等；赤小豆利水消肿、健脾补血；紫米养心安神、健脾补血、强肾益精。常服此粥可安心宁神，驻颜长寿。

胡萝卜炒百合

原料：胡萝卜、百合、蒜、盐各适量。

做法：将胡萝卜切片，百合洗净备用；炒锅内入蒜头爆香后，加入胡萝卜煸炒，可适量加些清水；煸炒5分钟至软后，倒入百合，撒些盐即可盛起。

美容功效：百合入心经，能清心除烦、宁心安神；胡萝卜含有植物纤维，

第六章

好心情决定好容貌，用食物吃出快乐心情

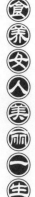
吸水性强，在肠道中体积容易膨胀，是肠道中的"充盈物质"，可加强肠道的蠕动，从而利膈宽肠、通便养颜。胡萝卜炒百合甘凉清润，有清心安神、美容养颜的功效。

"花想容"教室

情志美容，女人可以练习舞蹈。舞蹈是以有节奏的动作为主要表现手段的艺术形式，不同的舞蹈可以表现不同的思想和感情。动作姿态高雅、节奏明快、表情乐观的舞蹈可以表现出喜悦之情；动作缓慢、气氛暗淡的舞蹈则可以表现出人们的悲伤之情；动作姿态快捷、抑扬顿挫、如泣如诉的舞蹈可以表现出愤怒的情绪；动作缓慢、抒情性强的舞蹈则可以表现出怀思情绪。但无论是哪种舞蹈，都起着舒筋活血、练形调神的作用。同时，舞蹈又可"知音悦耳，冶姿娱心"，纵使"妍姿媚貌，形色不齐，而悦情可均"，说明舞蹈确是消食除忧、娱情畅志的好方法。

让每个美人都拥有好心情的"饮食处方"

心情总处于一种糟糕的状态，不是生气着急，就是焦虑担心，要不就是烦躁苦恼、紧张忧郁，试想这种状态下的女人即使再美又怎么能体现出美呢？况且在这种状况下，痘痘、黄褐斑以及小肚腩等都会不断地袭来，只会让美丽的容颜遭殃，提早衰老。

中医认为：过喜伤心，过怒伤肝，过思伤脾，悲则伤肺，恐则伤肾。无论是哪种情绪，只要过度而强烈，就会伤及五脏六腑。脏腑受到了伤害，即使再美的外貌也无从谈及美丽。

小倩天生丽质，但上帝造人时将每个人都造成了一个被咬了一口的苹果，小倩天生肺不好，经常咳喘，平时总断不了药。或许是天生就有病的原因，小倩还生就了一个小心眼的毛病，总感觉比不上其他的女孩，平常生活中，稍有些不顺就发脾气，还经常悲悲戚戚的，将她天生的丽质都掩盖了。

有句民谚说得好："人或生来气血弱，不会快乐疾病作，心一乐病都祛，心不快乐空服药。"也就是说，只要保持一个好心情，什么病都会没有了，但如果心情不好，天生气血又弱，那就需要天天抱着药罐子了。天天需要用药来支撑的人是没有什么美丽可言的。

坏心情比不好的肤质更可怕。肤质差，查明根本原因，经过调理养护，就会慢慢地好起来；心情总处于一种糟糕的状态，不是生气着急，就是焦虑担心，要不就是烦躁苦恼、紧张忧郁，试想这种状态下的女人即使再美又怎么能体现出美呢？况且在这种状况下，痘痘、黄褐斑以及小肚腩等都会不断地袭来，只会让美丽的容颜遭殃，提早衰老。这时，即使是再好的抗衰老化妆品，也是救不了你容颜的。

中医养生学认为，在日常生活中，如果人不善于控制自己的情绪，只是顺着外在环境或者事情的变化而随意宣泄不满情绪，时间久了，衰老就会提前到来，各种皮肤问题也会不断袭来；而如果平时能够调整自己的情绪，自可容颜天成，形与神俱。因此我们平时要学会控制自己的情绪，始终保持一个好心情。

除了调试情志外，饮食也可以让心情好起来。人体吸收色氨酸后，能合成神经介质5-羟色胺，而这种物质能够使心情变得平静、愉快。因此多吃富含色氨酸的食物可以让心情愉悦。另外，富含酪氨酸、维生素B_6、维生素E、叶酸、n-3脂肪酸的食物也可以让心情保持在一种较好的状态中。像鱼肉、鸡肉、蛋类、奶酪、燕麦、动物肝脏及豆制品等，都含有色氨酸。下面我们就一起来看几道有助于好心情的饮食食谱。

奇异果红薯泥

原料：红薯1个，奇异果1个，牛奶，蜂蜜各少许。

第六章

好心情决定好容貌，用食物吃出快乐心情

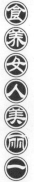

做法：红薯去皮，切成小块，隔水蒸或者放到微波炉转熟，然后用勺子捣成泥状；在红薯泥里加入牛奶和蜂蜜拌匀；在盘里铺上保鲜膜，将奇异果去皮切片放在碗里；把拌匀的红薯泥倒入碗中，压实；将保鲜膜提起来，倒出成型的红薯泥倒扣在盘中即可。

美容功效：红薯能补充能量，帮助制造抗压激素；奇异果具有养心益气的作用。常食此泥可以缓解郁闷的情绪，提升积极心态。

蔬菜玉米麦片粥

原料：棒渣50克，大米30克，玉米面20克，即食燕麦片20～30克，玉米粒、豌豆粒、胡萝卜粒、土豆丁、西蓝花各少许（其他蔬菜也可），盐适量。

做法：将棒渣、大米和玉米面一同煮粥；粥熟时加入蔬菜丁和燕麦片，略煮一下，加点盐调味即可。

美容功效：玉米养心、健胃、助长寿；燕麦片养心安神、润肺通肠、补虚养血、滋补元气及促进代谢。此粥可以作为早晚餐食用，能够提升心情，安定情绪。

草莓汁香蕉沙拉

原料：香蕉、草莓、桂花、沙拉酱、蜂蜜各适量。

做法：将香蕉切成丁，加入沙拉酱，搅拌均匀，摆放在盘中；将草莓放入搅拌机中，加少许蜂蜜搅拌成汁，淋在香蕉沙拉四周；最后把桂花撒在香蕉上即可。

美容功效：此沙拉酸甜融合，香滑入口，怡情养神，美化心情。

"花想容"教室

除了饮食拥有好心情外，每天对镜微笑也可以练就好心情。具体方法：早晨起来，对着镜子微笑，告诉自己今天是生命中独一无二的一天，重要的不是发生什么，而是如何去应对。给自己一些积极的暗示，带着美好、轻松的心情出门。

烦躁的女人不美，吃点静心美食让女人恬静可人

女人的美丽三分靠天生，七分靠后天来滋养。只有健其内，才能美其外。整天烦躁不安、心神不宁的人，不自觉中就已经减弱了自己的美丽气场。

烦躁不安、一脸幽怨的女人，在不停地将负面信息通过脸蛋散发出来，这样久而久之，不仅影响形象，还会伤害心神，进而让美丽黯然失色，不复存在。

花姨本来是个大美女，但是几十年来她不停地与这个结仇，与那个结怨，搞得四邻八舍都远远地躲着她，老了老了，连自己的儿子儿媳也不愿意和她一起住，单独买了房自己过了。这让已经没了老伴的花姨很是孤独寂寞。一天她去找姐姐聊天，说她也不想冲他们发脾气，只是自己心里很烦，没有办法平静下来，所以脾气一直都很坏。看着她诉说着自己的苦衷，姐姐心里很不是滋味。最后姐姐建议她吃一些静心的食物，调理一下心情，说不定心情好了，她儿子儿媳就能回来陪她安度晚年呢。

爱美的女性一定要学会调剂自己的情绪，将烦躁、晦暗的心情统统赶走，否则相由心生，心情不好，即使你再美也无法让人感觉到；而心情不错，你就会神清气爽，就会容光焕发。

让人烦躁、情绪不佳、郁闷、忧郁、焦虑的原因有很多，尤其是女性，由于生理原因，受激素的影响，很容易感到烦躁不安、郁闷不舒。但是经常烦躁不安，会一点一滴耗损体内的"阴气"，时间长了就会发现，记忆力在不断下降，同时伴有心慌、面色苍白、头晕等表现。这是因为烦躁不安的情绪扰动了心志。此时就应"滋心阴、养心神"。

那如何才能摆脱烦躁的情绪呢？除了平时调养情志，培养一些兴趣爱好

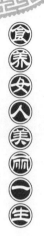

外，如绘画，听听音乐，练练舞蹈，到户外多运动运动。此外，吃些静心的食物也能达到情绪稳定的目的，如黑芝麻、枸杞子、百合、莲子、银耳等都有安神静心的作用。接下来我们具体来看几种常见的静心食物。

龙眼滋阴养颜，静心安神

龙眼又名桂圆，有养心安神、滋阴补血的功效，适合体弱多病、心悸失眠、面色无华的女性进补之用。白果桂圆炒虾仁就是一道既可以静心，又可以让女性面色红润、气色好的美食。

原料：虾仁500克，水发白果、龙眼肉各适量，高汤25克，料酒、蛋清、水淀粉、盐、味精、葱姜末、植物油各适量。

做法：将虾洗净，去头、皮和尾，挑去虾线，斜刀片成两片，放碗中加料酒、蛋清、盐、水淀粉抓匀上浆备用；水发白果用开水焯过；炒勺中加植物油并烧温，加入虾仁，用筷子划散盛出，炒勺中留底油，放葱姜末炒出香味，加入龙眼肉煸炒，加高汤、盐、味精、白果和虾仁翻炒，淋明油即可盛盘。

美容功效：龙眼静心安神，白果可抗衰老，虾含多种营养，这道菜能静心安神，祛皱纹，令面色红润。

牡蛎滋阴养血，健身壮体

牡蛎甘平。《医林纂要》认为牡蛎肉"清肺补心，滋阴养血"。对失眠烦热、心神不安很有效。神经衰弱、烦躁易怒的人可以经常食用。莲藕牡蛎汤就是一道不错的静心汤品。

原料：莲藕1根，牡蛎300克，高汤、盐、鸡精各适量。

做法：莲藕去皮切块；牡蛎汆水，剖开，洗净内部沙子；将莲藕块、牡蛎放入锅中再放入高汤、盐、鸡精，上炉炖40分钟即可。

美容功效：莲藕具有清热除烦、养血安神、宁神补血之功效，与牡蛎入伍共奏润肤养颜、滋阴养血、静心安神、健身壮体之功效。

蜂蜜改善神经衰弱，静心安神

蜂蜜营养极为丰富。《本草纲目》中说：蜂蜜可驱除"心腹邪气，诸惊痫，安五脏诸不足，益气补中，止痛解毒，除众病，合百药。久服，强志轻身，不饥不老，延年益寿。入药有五功：清热也，补中也，解毒也，润燥也，止痛也"。据现代研究，服用蜂蜜后大脑功能明显改善，对细胞具有再生作用，可以增加组织呼吸，促进代谢。对神经衰弱所引起的烦躁等症状均有改善效果。芝麻蜂蜜粥就是一道营养极其丰富的静心粥膳。

原料：粳米100克，黑芝麻30克，蜂蜜20克。

做法：黑芝麻下锅，用小火炒香，出锅后趁热捣成粗末；粳米淘洗干净，用冷水浸泡半小时，捞出，沥干水分；锅中加入约1000毫升冷水，放入粳米，先用旺火烧开，然后转小火；熬煮至八成熟时，放入黑芝麻末和蜂蜜；煮至粳米熟烂，即可盛起食用。

美容功效：常食此粥具有通便排毒、润肠美肤、静心安神之功。

给大家介绍一种润泽容颜的静心瑜伽——光泽式。要领：直立，分开双腿，与肩同宽，后背挺直，吸气；呼气，身体向前、向下，尽可能地伸直膝盖，双手抓住脚腕，向前看，慢慢地向下到自己的极限范围内（初学者到自己的极限范围内停止不动，深呼吸；柔韧性更好的继续向下，到自己的极限范围内停止不动）；吸气，慢慢抬头，翘下巴，慢慢上升至直立，并拢双腿；最后闭上眼睛，调整呼吸。

脾气暴躁的女人面目可怖，"煽风点火"的食物少吃

没有哪一个脾气暴躁的女人会被人认为美丽，即使这些女人容貌漂亮、身材苗条，但经常发脾气也会锐减自己的魅力，让人避而远之。

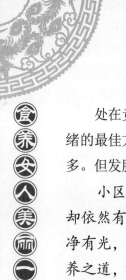

处在竞争激烈的时代，总会遇到不顺心的事，发脾气成了人们发泄不满情绪的最佳方式，女人也一样，压力大、心情郁闷之时，发发脾气会觉得舒服许多。但发脾气只会让你的美丽消失，让人对你避而远之。

小区内有一位百岁老太太，虽然几十年前历经了艰苦岁月，但如今却依然有一副慈祥的面容，谈吐自如。一头银发闪闪发亮，肤色依然白净有光，没有像其他老人一样的老年斑。很多人都以为她肯定有什么保养之道，但闲聊中才得知，她一生清淡，无欲无求，脾气和善，从来不发脾气。她的子孙一谈起她，都会露出爱慕之情，因为她从来没有说过他们一句重话，虽然他们有小时候也会淘气，但她从来就没有像其他大人一样对他们发脾气。

不发脾气就可以驻颜益寿，似乎让人不可理解，其实这是有科学道理的。中医认为，发脾气也是一种病，是因为肝郁气滞、肝火上升、脾虚肝乘所致。肝喜舒畅柔和的情绪，讨厌抑郁不舒的情绪，表现在外就是易发怒。爱发脾气的女人只要使情绪舒畅柔和，就不难拥有美丽的容颜，而且通过日常饮食完全可以控制脾气。

对于肝郁气滞引起的发怒，饮食中需要多吃些疏肝理气的食物，如芹菜、茼蒿、番茄、萝卜、橙子、柚子、柑橘、香橼、佛手等。而对于肝火上升引起的善怒，则需多吃清肝泻热的食物，如苦瓜、番茄、绿豆、山楂等。由脾虚肝乘引起的善怒者，可多吃一些健脾益气的食物，如扁豆、薏米、莲子、山药等。一些"煽风点火"的食物，如辣椒、胡椒、芥末、油炸食品等尽量不吃或少吃。另外还要戒烟限酒。

下面我们来一起学着做几道疏肝健脾、益气理气的美食。

郁金白芍煲瘦肉

原料：郁金15克，白芍15克，瘦肉200克，黄酒、姜、葱、花椒、盐、味精各适量，清水2000毫升。

做法：瘦肉洗净，入开水汆烫捞出。锅中加入郁金和白芍，置武火上烧开，煮20分钟后，加入瘦肉和各种调料，再用文火将瘦肉炖至熟烂即可。

美容功效：郁金行气化瘀、清心解郁；白芍补肾、解郁、清心。二者共用更能起到行气化瘀、清心解郁之效。

萝卜排骨汤

原料：白萝卜500克，猪小排（猪肋排）500克，葱、姜、盐、料酒各适量。

做法：白萝卜洗净后去皮切块；排骨洗净后切块；葱洗净后切成葱花；姜洗净后切片；锅内加入800毫升清水，放入白萝卜块，煮开；倒去汤水，盛出白萝卜块备用；锅内加入1000毫升清水，放入排骨块，用中火炖30分钟；放入白萝卜块、姜片，继续用中火炖15分钟后放入盐和料酒调好味，最后装盘撒上葱花即可。

美容功效：萝卜宽中下气，排骨可补脾胃、益气血、强筋骨，此汤疏肝理气，温中健脾胃。

兔肉健脾汤

原料：兔肉200克，淮山30克，枸杞子15克，党参15克，黄芪15克，大枣30克。

做法：兔肉洗净与其他配料武火同煮，煮开后改文火继续煎煮2小时，汤、肉同食。

美容功效：健脾益气。

陈皮排骨温胃理气，健脾

原料：排骨、陈皮、葱、蒜、姜片、料酒、盐、糖、生抽各适量。

做法：排骨洗净后切块，以盐、糖和料酒拌匀腌渍备用；陈皮洗净，用开水泡发后，捞出沥干水分，保留泡陈皮的水；锅内倒油，爆香葱段、蒜头和姜片，放入排骨翻炒，然后加入陈皮、生抽和适量的陈皮水，以盐、糖调味，加盖以中火煮30分钟，最后收汁便可。

美容功效：温胃散寒、理气健脾。

第六章

好心情决定好容貌，用食物吃出快乐心情

给大家介绍一组静心瑜伽姿势，此组瑜伽有促进血液运行、更新皮肤细胞、淡化色斑、收紧小腹之功效。要领：仰卧，以臀部为支点，慢慢呼气，仰起上体，两臂屈于体侧；保持姿势，双腿夹紧并拢，抬离地面30度；慢慢呼气，手臂向前推直；慢慢呼气，手脚配合呼气同时收回，脚趾尖勾起。一伸一缩为一回合，一组8～15个回合，做3组。

抑郁伤感的女人显憔悴，注重补充色氨酸

抑郁伤感会大煞女人风采，虽然容貌很美，身材很苗条，但却被抑郁缠身，整天消极悲观，唉声叹气，从而无法让人感到美。因此女人应尽量远离抑郁和伤感，多食用一些含有色氨酸的食物。

由于不断要承受各种压力，而且许许多多的不如意也接踵而来，于是抑郁烦闷等情绪也不断地困扰着很多人，其中女性朋友就占了很大一部分。整天抑郁烦闷、唉声叹气，消极悲观，这样的女人恐怕长得再好看也会让人烦的。

司璇是公司里出了名的大美人，不仅脸蛋长得漂亮，身材也是超级完美。但可惜的是，她的人缘实在不好，没有一个人愿意跟她在一起搭档工作。其实这怨不得别人，只能怨司璇自己了。司璇自从进公司那天起，同事就没有一个人见她笑过，而见得最多的则是她精神疲惫、沉默寡语、唉声叹气，即使有人主动与她搭讪，她也是爱答不理的样子，眼皮都懒得抬一下，似乎人家欠她多少钱似的。为此即便是曾经主动与她接近的人也慢慢地疏远她了。

整天把自己局限于一个人的狭小空间内，郁郁寡欢，这样的人怎么可能会赢得他人的喜欢，怎么可能会让人认为是美丽的呢？即使真的很美，也会像司璇那样，让烦闷和抑郁将美丽埋没了。因此爱美的女性要学会调理抑郁不舒的情绪。

作为必需氨基酸的一种，色氨酸与抑郁有着很大的关系。5-羟色胺对抑郁情绪有着很好的调节作用，而色氨酸被人体吸收而进入中枢神经系统后，会直接影响5-羟色胺的合成量，如果大脑中枢神经系统中的色氨酸增加1倍，那么5-羟色胺就会增加20%～30%，使其足可以抵抗抑郁情绪。

色氨酸可以通过饮食获取，肉、蛋、奶、豆等优质蛋白质中都含有色氨酸、海蟹、黑芝麻、小米中也含有色氨酸。下面我们就来看一下色氨酸含量较高的几种食物。

驴肉富含色氨酸，缓解抑郁情绪

俗话说："天上的龙肉，地上的驴肉。"驴肉不仅味道鲜美，还是一种高蛋白、低脂肪、低胆固醇的肉类。驴肉中氨基酸的构成十分全面，8种人体必需氨基酸和10种非必需氨基酸的含量都十分丰富，色氨酸的含量更是远超猪肉和牛肉。浓汤驴肉煲就是一道非常好的补气养血、安神祛烦的驴肉膳。

原料：驴肉300克，驴骨头200克，香葱2棵，生姜1块，香菜少许，大料，精盐、味精、胡椒粉、料酒、香油各适量。

做法：驴肉和驴骨头用清水洗净；香葱洗净打结，生姜洗净拍松，香菜洗净切末；将驴肉、驴骨头放入大锅中加香葱结、生姜、大料同煮，肉煮至烂熟时捞出，切片；待汤汁呈乳白时，再放入驴肉片烧开，加精盐、味精、胡椒粉、料酒、香油即可。

美容功效：此膳补气养血、滋阴壮阳、安神祛烦。

花豆富含色氨酸，缓解抑郁烦闷

花豆营养十分丰富，其中每100克花豆中含色氨酸986毫克，是小米中色氨酸含量的4倍。抑郁不舒的女性朋友可以为自己熬制小米花豆粥。

原料：小米100克，花豆20克。

第六章

好心情决定好容貌，用食物吃出快乐心情

做法：先把花豆煮到8分熟，然后再和小米一起煮熟至黏稠即可食用。

美容功效：此粥安神助眠，长期食用可以有效缓解抑郁烦闷情绪。

南瓜子仁富含色氨酸，常食缓抑郁

南瓜子仁营养丰富，每100克中含色氨酸638毫克，居各种果仁类食品之首。而且南瓜子仁可以直接食用，因此女性朋友可以多吃些南瓜子仁。此外，南瓜子仁蛋糕味道也是很好的。

原料：小麦面粉500克，南瓜子仁300克，碱5克，白砂糖125克。

做法：面粉放入酵母和面揉透发酵；将发酵好的面团加入碱、白糖揉匀，擀成长40厘米、宽20厘米的面皮；放匀南瓜子仁，顺着面皮长形的两端，由一头向另一头圈叠六层；用手将四周压紧，再擀成20厘米见方的糕坯；在糕坯上均匀地撒上南瓜子仁，上笼用旺火蒸熟；出笼后用刀切成糕块即可。

美容功效：安神助眠。

"花想容"教室

铲斗式瑜伽姿势可以起到滋养、安神、补气的作用，同时还可以消除紧张的神经，清新头脑。要领：按基本站姿站立，两脚分开；两臂上举，手腕放松，手指自然垂落；深吸一口气，然后呼气，以腰为轴，上体快速垂下，两手臂在两腿间自然摆动（不要刻意摆动）；吸气，以腰为轴，从下背到中背、上背、颈椎、头、逐渐抬高上体；重复此姿势3次。

激素决定"美人韵"，从食物中选择平衡激素的"神灵"

花了很多时间，拿出了大把的钞票，但不良肌肤和臃肿的身材依然没什么变化，着实让人心烦。激素是女人美丽的魔法棒，它可以让你在不知不觉间出落得亭亭玉立、肌肤水嫩，是再好的化妆品和药物也无法比拟的。

激素平衡对女人的一生都很重要

之所以女人有光滑细腻的肌肤，有圆润动听的声音，有丰满高耸的双乳，有乌黑靓丽的头发，有温柔婉约的性格，都是雌激素在起作用。一旦激素失衡或减少，女人就会步入衰老状态。因此爱美的女性一定要注意保持激素平衡。

随着年龄的增长，雌激素的分泌会慢慢减少，这时候女人再想拥有十七八岁时的那种青春活力、轻舞飞扬，就很难了。虽然在生活的历练下，女人逐渐变得成熟，但是却无法抵挡岁月的无情，衰老接踵而至了。

刚刚33岁的小张常常会对着镜子发愁，因为她再也看不到以前令她骄傲的紧致、光滑、滋润的肌肤了，而是干燥、松弛没有弹性。不仅如此，本来光洁的皮肤上也长出了不少的色素和褐斑。而且更让她生气的是，以前扁平的小肚子现在高高地隆起了一个大肚腩，臀部也不像以前有型了，肥嘟嘟的，无论穿什么衣服都非常难看。她到处寻找滋润皮肤、消除褐斑、瘦身减肥的良方，但是却无济于事。

为什么小张找各种良方却无法达到润肤、祛斑和瘦身的效果呢？其实这根本就不是化妆品以及一些良方可以解决得了的问题。女性之所以有光滑细腻的肌肤，有圆润动听的声音，有丰满高耸的双乳，有乌黑靓丽的头发，有温柔婉约的性格，都是雌激素在起作用。而雌激素的分泌一般到30岁达到最高峰，过了30岁就会慢慢下降。33岁的小张虽然年龄并不大，但显然激素分泌已经开始下降。

激素一旦失衡，就会导致皮肤松弛，面色黯淡无光，长色斑，肌肤干燥粗糙；身材不再完好，而是日渐走形，发胖，乳房下垂；躺在床上很难睡着，经常失眠，即使睡着质量也很差；白天常感疲乏，无精打采，即使什么都不做也会感觉很累；月经不规律，时常有潮热、出汗的现象；情绪时好时坏，很容易发脾气，唠唠叨叨；记忆力严重减退，注意力很难集中，经常走神；阴道分泌物很少，导致夫妻生活不和谐；时常会腰腿疼、关节痛，但又找不出原因。

如果平时不注意补充体内的激素，随着年龄的增长，激素失衡会越来越严重，久而久之，就会导致女性未老先衰。为了保持女性魅力、延缓衰老、减轻因激素失衡导致的各种状况，女性就要多补充一些雌激素。但是药物补充雌激素大多有副作用，很多女性朋友也不愿意用药物补充。因此一些含雌激素的食物就成为了日常饮食中必不可少的食物了。接下来我们就看一下都有哪些食物可以补充女性激素。

豆腐补充雌激素，令肌肉丰满有弹性

豆腐营养丰富，其中含有大量的雌激素，经常食用豆腐不仅可以改善年轻女性的肌肤问题，对于上了年纪的女性，还可帮助她们缓解更年期症状。嫩豆腐扇贝汤就是一款简单易做的汤品。

原料：嫩豆腐500克，扇贝150克，蒜末、盐水各适量，鸡蛋2个。

做法：洗净扇贝，用盐水泡，再用开水氽一下，水留着做汤；炒熟蒜末，把上一步的汤倒进去；水开后放扇贝，加一点盐调味；加入适量嫩豆腐；熄火前打入鸡蛋。

美容功效：此汤富含蛋白质和维生素，可以补充雌激素，女性朋友可以多做给自己吃。

鱼肉营养丰富，平衡雌激素

鱼肉不仅营养丰富，味道鲜美，还可以起到平衡雌激素的作用。鲫鱼豆腐汤就是一道非常适合女性的滋补汤。

原料：鲫鱼1条，豆腐150克，植物油适量，盐、味精、料酒、姜片、葱末各适量。

做法：将鲫鱼去鳞、腮、内脏，洗净备用；将豆腐切成长条片备用；锅中放油烧热，放入鲫鱼煎至两面微黄，放入料酒、姜片、豆腐、清水1000毫升，旺火烧开，撇去浮沫，再用小火煮20分钟左右，加入盐、味精，撒上葱末，盛入汤盆中即成。

美容功效： 鲫鱼含有全面而优质的蛋白质，可以补充女性雌激素，对肌肤的弹力纤维构成能起到很好的强化作用。尤其对压力大、睡眠不足等精神因素导致的早期皱纹，有奇特的缓解功效。此汤补充雌激素，延缓衰老。

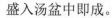**"花想容"教室**

点揉子宫穴可以调整雌激素的平衡，延缓女性衰老，推迟绝经期、更年期。

位置： 子宫穴位于下腹部，脐下一横掌处（脐下4寸）正中，左右旁开四横指（旁开正中线3寸）的距离各有一点即是此穴。

方法： 用双手食指、中指按压住两旁子宫穴，稍加压力，缓缓点揉，以酸胀为度，操作5分钟，以腹腔内有热感为最佳。

绝经前后女人要从食物中适量补充雌激素

女性绝经前后，雌激素水平会有波动或下降，导致心理变化很大，这让肌肤更容易衰老。而此时如果注意从食物中补充雌激素，则有助于缓解不佳情绪，让女性魅力不减。

虽然多数女性朋友都可以平稳度过更年期，但也有少数女人由于更年期生理变化与心理变化较大，而被一系列症状所困扰，从而不仅影响了身心健康，还影响了晚年的魅力。

李嫂生性温柔，和街坊邻居一起生活了几十年，一次脸都没有红过。但是不知道怎么回事，最近李嫂经常会跟人发脾气，有时候和同伴遛弯时，也会突然大吵起来，简直就像变了个人似的，这也让周围的人都不愿意接近她。李嫂的爱人是医生，他通过自己的感受和街坊邻居的感受，推断李嫂可能到绝经期了，雌激素水平波动大，因此才会有这些异样的反应。为此他耐心地搜罗了一些平衡女性雌激素的食物，买回来自己亲自做给李嫂吃。没想到还挺管用，一段时间过后，不仅自己不再受李嫂的唠叨和大吵大闹，就连邻居见了他也会跟他说李嫂这段时间又温柔多了。

女性绝经期时，体内雌激素水平会有很大波动，使得女性经常会出现阵发性潮热、出汗、月经紊乱、睡眠障碍、尿急、尿频、头晕及骨质疏松等症状，对日常生活造成了严重的影响，导致情绪不稳定，经常发脾气，让以往的魅力大失。例子中的李嫂在处于绝经期时就是这个样子，好在李嫂的爱人用食物帮李嫂做了调节。

饮食对情绪不安、烦躁、失眠者很有效，可以选择一些含有B族维生素丰富的食物，像玉米、小米、麦片、豆类和瘦肉等。牛奶和小米中色氨酸含量丰富，可以起到镇静安眠的功效。绿叶蔬菜和水果中B族维生素和烟酸的含量也很大，这些食物可以减轻疲倦、失眠症状。含硼丰富的食物，如苹果、花生、核桃、瓜子、葡萄干、豇豆荚以及绿色蔬菜等，可减少绝经期妇女体内钙的流失，减慢阴道萎缩的进度和骨质疏松。下面我们具体来看一下。

大豆蛋白中含雌激素，可缓解紧张和失眠

豆类含有丰富的钙、磷、铁和维生素B_1、维生素B_2，大豆蛋白中所含的雌激素，可改善紧张、失眠、盗汗等症状。因此更年期的女性要多吃大豆。黄豆核桃糊就是一款不错的佳肴。

原料：黄豆300克，白芨10克，核桃肉400克，粳米50克，白糖适量。

做法：将黄豆、白芨、核桃肉、粳米分别清洗干净，烘干，共研成细粉，待用。先用适量冷水调成浆，拌匀，再徐徐倒入锅内滚水中，用量500毫升，边倒入边搅拌，煮成糊状，然后加入白糖拌匀。每日早、晚各服用100克。

美容功效：益气养血，润燥消肿。

黄色食物健脾强胃，缓解雌激素的分泌失衡

黄色食物如南瓜、夏橘、柠檬、香蕉、柿子等，可以起到健脾强胃、恢复精力、补充元气的作用，进而缓解女性雌激素分泌减弱的症状。现在我们就介绍一款脆皮香蕉的做法。

原料：香蕉4根，鸡蛋2个，淀粉一大把，面粉三大把，泡打粉、盐、植物油各适量。

做法：将鸡蛋磕入碗中，打成鸡蛋液；将面粉和淀粉加盐与鸡蛋液调匀；加泡打粉；搅拌至没有面粉和淀粉的小颗粒时置放5分钟发酵；香蕉剥皮，切段；锅中加油烧热，将香蕉裹面粉和淀粉的粉汁后，一块块地放进热油锅内炸至颜色发黄时捞出即可。

美容功效：香蕉健脾强胃，能够有效缓解女性雌激素分泌失衡的症状。脆皮香蕉色泽诱人，美味可口，是女性朋友非常喜欢的一种食物。

药茶可改善雌激素改变带来的症状

很多滋补药食直接简单地用开水一泡一焖，就可以发挥其效用，非常方便。山楂蒲姜茶就是一道方便的药茶。

原料：山楂、蒲公英、生姜各适量。

做法：将上述三者洗净泡茶每天饮用。

美容功效：此茶可以改善因雌激素变化带来的不适症状，40岁后开始每天饮用，可以补充渐渐减少的雌激素。

"花想容"教室

除了饮食和药茶以外，花草茶尤其是茉莉花茶对调整女性激素的效果也很好。另外，莲藕茶、荷叶茶等也有不错的效果。

每天一杯浓豆浆，平衡雌激素，人更靓

女人就如同一朵娇艳的花，但花有娇艳时也有凋谢时。因此想要留住美丽，就需要不断地给花添加营养，以便尽可能地延长花开的时间。对于女人也一样，想要保持年轻靓丽，就需要通过食物补充雌激素。豆浆就是不错的选择。

"云想衣裳花想容，春风拂槛露华浓。若非群玉山头见，会向瑶台月下逢。"诗人李白这首赞颂杨贵妃的诗，千百年来引得多少文人骚客细细品读、回味。可是如今的女人，步履匆忙间，分分秒秒都显得如此珍贵。在"兴了事业，忽略了健康"之时揽镜自照，却发现自己已是"花容失色"，皮肤粗糙、没光泽、晦暗、长斑等。其实这些状况的出现大都是雌激素失衡引起的。

结婚10年来，小云也算家庭、事业双丰收，然而只顾忙家庭和事业的她，很少有时间照顾一下自己的身体。如今35岁的她面容憔悴不堪，肤色晦暗无光，看上去和40多岁的人没什么两样。小云也意识到自己的肤色很差，于是用了不少的化妆品，但终归没能解决问题。她有些灰心，想着是过度操劳让自己提前进入老年了。一天，她偶然在书上看到说女人雌激素失衡会影响容颜，而且看看其导致的结果和自己的状况差不多，于是便照着书上说的每天喝一杯浓豆浆，没想到持续了一段时间后，她的肤色竟得到了明显改善。

有不少女性刚一过30岁，头发就显枯黄，容颜暗淡无光，花容日衰。很多女性朋友由于忙碌或者其他什么原因，对一些用化妆品无法改善的肌肤问题就此失去了信心，或者干脆就任其自然。其实这种想法是不对的，不要认为你已经不再年轻，只是你的方法没找对，只要方法对了，通过内外兼修，你就可以重新焕发女性魅力。

每天一杯浓豆浆改善了小云的肤质，这是有其科学根据的。在自然界中，有一些植物体内也含有"雌激素"，最为典型的就是大豆。大豆中所含的大豆异黄酮就是植物雌激素。大豆具备高蛋白、高钙、低脂肪等许多优点。专家建议，女性要从年轻时就开始重视豆类食物的补充，尤其是过了30岁，更应保证每天一杯浓豆浆或相应豆制品的摄入。

下面我们就来介绍几种豆浆的做法。

枸杞子黄豆浆

原料：黄豆60克，枸杞子10克，清水1200毫升。

做法：将黄豆浸泡6～16小时，备用；将泡好的黄豆和枸杞子装入豆浆机网罩内，杯体内加入清水，启动豆浆机，十几分钟豆浆煮熟即成。

美容功效：此豆浆有滋补肝肾、益精明目、增强免疫力、平衡雌激素的功效。

红枣枸杞豆浆

原料：黄豆45克，红枣15克，枸杞子10克，清水1200毫升。

做法：将黄豆浸泡6～16小时；将红枣洗净去核，枸杞子洗净备用；将泡好的黄豆、红枣和枸杞子装入豆浆机网罩内，杯体内加入清水，启动豆浆机，十几分钟豆浆煮熟即可。

美容功效：此豆浆具有补虚益气、安神补肾、改善心肌营养、防治心血管疾病以及平衡雌激素的功效。

五豆红枣豆浆

原料：黄豆26克，黑豆9克，青豆9克，豌豆9克，花生米9克，红枣13克，清水适量。

做法：将黄豆、黑豆、青豆、豌豆、花生米一起浸泡6～16小时，备用；将红枣洗净去核；将红枣和浸泡好的五豆装入豆浆机网罩中，杯体内按规定加入清水，接通电源十几分钟煮熟即可。

美容功效：此豆浆有降脂降糖降压、补虚益气、健脾和胃、平衡雌激素的功效。

豆浆除了可以饮用外，还可以用来做面膜，可以令肌肤一整天都水嫩、白皙。方法是在一勺新鲜刚磨好的豆浆水中加入1颗维生素E胶囊（药店都有卖），然后用面膜纸浸湿后贴于面部，30分钟后清洗掉。注意做面膜前一定要先清洁面部。

富含硒和锌的食物，也是平衡激素的"美容药"

体内激素水平正常的女人，脸色红润，肌肤光滑细腻；而激素水平失衡的女人，就会出现各种各样的肌肤问题。富含硒和锌的食物，能够起到调理雌激素平衡的作用。

女人一过了40岁，这样那样的健康问题以及肌肤问题就接连不断地出现了。一些女性朋友为了留住青春，留住美丽，又是化妆品，又是营养品的，但大多不见效果。其实很多时候，女人的健康与肌肤问题都是与激素分泌失衡有关的，只要平衡了激素，健康和肌肤问题也就相应减少了。

王女士虽然今年还不到40岁，可是看她的年龄要比实际年龄大出好多，就像是50来岁的样子。不仅皮肤松弛，满脸的小皱纹，还长了不少的斑斑点点。老公也因为她的提前老化抛弃了她。这让王女士很受打击，为了让自己的皮肤好起来，她开始往美容院跑。美容师帮她做了美容，但同时也告诉她要她回家多吃一些富含硒和锌的食物，说这些食物可以调节雌激素，能够令肌肤重新焕发出光彩。

富含硒和锌的食物对平衡雌激素有特殊功效。硒能防止致癌物质与正常细

胞脱氧核糖核酸结合，是公认的抗癌元素，被科学家称为人体微量元素中的"抗癌之王"。含硒丰富的食物主要有竹荪、魔芋精粉、猪肾、鱿鱼干、墨鱼干、海参干、海蟹、珍珠白蘑、虾皮、牡蛎、荠菜、大蒜、香菇、番茄、南瓜等。有机硒能清除体内自由基，排除体内毒素，抗氧化，能有效地抑制过氧化脂质的产生。同时硒对心脏肌体还有保护和修复作用，对肝脏也有保护作用，而且还有解毒、排毒的功效。

锌对人体不同部位的多种癌症也有较强的抑制作用。含锌的食物有牡蛎、动物肝脏、蛋类、花生、鱼、蛋、奶、海带、豆类、芝麻、胡桃等。糙米中的锌含量也较高，但主要存在于胚部和谷皮之中，因此宜常吃粗粮，以防锌缺乏。

下面我们来认识几道富含硒或锌的食谱。

银杏鲜贝补气活血，强精补肾

原料：鲜贝150克，白果15克，鸡蛋（用蛋清）1个，黄酒5克，植物油、麻油、葱姜汁、盐、味精、淀粉、葱段、淀粉、黄酒各适量。

做法：将鲜贝用葱姜汁、清水各浸泡1小时（以去腥且吸水后质地更细嫩），然后沥干水，用干布吸干表面水分，加盐、味精、半个蛋清、淀粉、拌匀上浆，放在低温处涨1小时。白果壳敲碎、除去，放入热油锅炸熟，呈翠绿色、半透明时捞出，剥去薄衣，待用；烧热锅，用冷油滑锅后倒出，加油，烧至油三成热时，把上浆鲜贝投入划散，至变色再将白果仁放入，炒匀，一起倒出沥油；原锅内留少许油，放葱段煸香，烹入黄酒，加水2勺及盐、味精，烧开后，勾芡，再放入鲜贝和白果仁，翻炒均匀，淋上麻油增香即成。

美容功效：强精补肾，补气活血。本膳用鲜贝，营养丰富，含锌、钙、磷等，配银杏肉，可清心化浊，能够促进激素平衡。

番茄酿肉滋阴清热，补肾养血

原料：番茄100克（2个），猪肉末50克，绿叶蔬菜50克，植物油、淀粉、姜汁、葱花、清水各适量。

做法：把番茄洗净，挖去茄蒂，拿出籽和心（留下待用）；再将肉末和适量的淀粉、姜汁、葱花和少量水搅匀，装入番茄中，放在笼屉中蒸10分钟左右，拿出；再把绿叶菜洗净，切成片，锅内加油烧热，菜入锅内炒熟，加入挖出的番茄，倒入盘底铺平。把蒸好的番茄放青菜上，即可食用。

美容功效：番茄含多种维生素、钙、磷、锌、硒等；猪肉含蛋白质、铁、锌、钙等。此菜肴有滋阴清热、补肾养血、平衡雌激素之功效。

鱿鱼牡蛎汤平衡激素，延缓衰老

原料：豆腐、鲜鱿鱼、红椒、牡蛎、小油菜、香葱、姜、蒜、辣酱、大酱、盐、鸡精、清水、白酒、胡椒粉、植物油各适量。

做法：豆腐切丁，红椒切小块；鲜鱿鱼洗净，切圈；葱姜蒜切末；锅中放油，煸香葱姜蒜末，放入辣酱和大酱煸出香味；放入鲜鱿鱼炒匀；放少许水，加盐、胡椒粉、白酒、鸡精调味；放入牡蛎稍微烧制入味；放入豆腐丁、红椒块烧至入味；最后，放入小油菜烧制断生，随后放入烧热的石锅中上桌即可。

美容功效：牡蛎富含锌和硒；鱿鱼富含蛋白质和人体所需的氨基酸，能缓解疲劳，改善肝脏功能；豆腐补充雌激素，所以此汤可以平衡女性激素，延缓衰老。

"花想容"教室

激素失衡，面部会经常起一些恼人的小痘痘，除了饮食平衡激素以外，我们还可以外用一些中药祛斑面膜。白术、白果、白蔹等白色中药都具有白肤、止痘作用，因此可以买来制作中药面膜：白芷30克，白术30克，白附子9克，细辛9克，这些药在中药店都有出售。将上述材料研成极细粉末，装瓶备用。隔三差五在晚上将脸洗干净，然后取少量药末，用蜂蜜或蛋清调成糊状敷在面部，30分钟后洗去即可。

第七章 激素决定『美人韵』，从食物中选择平衡激素的『神灵』

增加纤维减脂肪，保持激素平衡的最佳营养组合

健康美丽的肌肤不油腻、不干燥、不敏感、不易生粉刺痤疮，而是光泽、水润、细腻、白皙、有弹性。那么该如何令肌肤健康美丽呢？饮食中就需要多食用纤维素高的食物。

女性皮肤白皙、细腻、光润，特别是青春期的少女，唇若涂朱，肤如凝脂，如花似玉，焕发着青春的光彩，这都是雌激素的作用。女性体内雌激素含量越高，越显得年轻、温柔，富有青春活力，最具女人味；而如果体内雌激素含量低，则会显得苍老且多愁善感，忧郁多病，完全失去了以往的魅力。

恰逢十一长假，毕业了20年的大学校友组织了一次聚会。大家都已是40多岁的中年人了。虽然昔日的同窗为了这次聚会都花了不少心思，尤其是女同学都精心装扮了一番，但潇潇依然惊讶同窗们的外貌变化：昔日的班花体态臃肿，虽然厚厚的脂粉涂抹在脸上，但依然遮不住松弛衰老的皮肤；而其他的女同学，有的和班花一样，有的则仍保持着苗条紧致的体型，肌肤也依然水灵，没有一点儿衰老状。原本年龄相仿的同学，如今单单从外貌上看，却出现如此大的落差。散会后，潇潇和一位现在已经是美容顾问的女同学同路回家，不禁聊起了大家的变化。同学感慨道："其实绝大部分都是体内激素所起的作用啊，若不是体内激素，也许大家还如同20年前一样呢。"

女性体内的激素就是上天赐给女性最奇妙的礼物，它就像一双无形的手，操控着女人的一生，让女人从拥有姣美的体态、年轻的容貌、良好的生殖能力，逐渐走向肥胖的身躯、苍老的容颜，直到最后完全丧失生殖能力。

营养学家指出，一个健康的成年人，每天摄入膳食纤维的量以15～30克为宜。只要每天保证饮食均衡全面，蔬菜、水果、豆类、谷类等都吃一些，就可以摄入足量的膳食纤维，但要注意饮食不能过于精细。

另外，饮食中还可以特别注意摄入一些富含膳食纤维的食物，如麦麸、玉米、糙米、薏米、大豆、燕麦、荞麦、胡萝卜、绿叶菜等。有关实验表明，蔬菜纤维比谷物纤维对人体更为有利。下面我们来看几道富含膳食纤维的饮食食谱。

素炒豆芽菜

原料：豆芽500克，木耳少许，胡萝卜100克，葱、姜、料酒、盐、植物油、生抽、醋适量。

做法：将豆芽尾部去掉洗净；木耳泡好，胡萝卜洗净，将木耳和胡萝卜分别切成丝；锅中放油，油热后倒入葱姜末；倒入豆芽，放入料酒，加入胡萝卜丝和木耳丝翻炒片刻，最后加入生抽和醋，起锅时放盐，翻炒均匀即可。

美容功效：豆芽富含纤维素；木耳滋阴补血；胡萝卜养血排毒、健脾和胃。合用烹制菜肴，可以起到平衡激素的作用。

虾米炒芹菜

原料：干虾米10克，芹菜200克，植物油、酱油、盐等各适量。

做法：将干虾米用温水浸泡；芹菜理好洗净，切成短段，用开水烫过；锅置火上，放油烧热，下芹菜段快炒，并放入虾米、酱油、盐，用旺火快炒几下即成。

美容功效：芹菜富含纤维素，可以促进排毒代谢，防止便秘，与虾米一起，共奏平衡雌激素之功效。

"花想容"教室

雌激素不平衡，会导致睡眠质量差等问题，而睡眠质量差，每天不能保证8小时良好睡眠，则又会影响激素水平。因此为了收获良好睡眠，尽量在晚上10点前入睡，并且在睡前，可在枕头旁放些薰衣草，其芳香有助于睡眠。

第七章

激素决定「美人韵」，从食物中选择平衡激素的「神灵」

新鲜蜂王浆，珍贵的雌激素补益剂

蜂王浆中含有微量雌激素，恰好可以弥补女性雌激素的不足。要想追求美丽，保持雌激素的平衡，女性朋友不妨试试新鲜的蜂王浆。

衰老是人的生命周期中必然出现的现象，对于女性来讲，想留住青春，留住美丽，就要延缓衰老。35岁以后，是女性延缓衰老的关键时期，从这时开始，女性体内的雌激素含量会逐渐降低，然而雌激素是女性风采的生命线，肌肉的弹性和润泽受着雌激素的很大影响，继续保持青春活力还是衰退都依赖于雌激素。

林丽本是个靓丽的女人，上学时就是学校里的校花。但最近一年多来，她的月经开始不调，不是一个月一来，就是两三个月才来一次，而且每次量都很少。她以为是贫血，吃了不少缓解贫血的营养品，但都没能解决问题。更令她痛苦的是，她的皮肤一天不如一天，松弛、干燥，还有了明显的皱纹，这让她35岁的年龄看上去就像近50岁的模样。后来她去看医生，通过验血得知是因为激素水平明显下降造成的。医生告诉她，她的月经不调以及衰老状态，都是因为激素变化紊乱引起的。后来医生给她开了一些补充雌激素的药物，同时还给她开了补益品——蜂王浆。

蜂王浆中含有微量雌激素，恰好可以弥补女性雌激素的不足。在女性更年期普遍提前、衰老提前光顾的今天，每天早晨用凉开水送服5～10克蜂王浆是最简单、最行之有效的抗衰老方法。

新鲜蜂王浆中含有大量的氨基酸、维生素和微量元素，能完善人体营养，满足人体需要，丰富高效的活性酶类和有机酸，能够协调分泌，平衡身体。而其中含有一种尚未探明的物质，则起着调节代谢、活化身体的神奇保健作用。这些营养物质不仅起到了营养滋补作用，同时还具有显著的美容功效，能够将脂褐素排出体外，防止皮肤黑色素形成，保持皮肤清洁白皙，维护皮肤的柔嫩、美观、健康。蜂王浆不仅可以用来吃，还可以做成美肤、美发产品，起到驻容养颜的功效。下面我们就来介绍一下。

蜂王浆番茄

原料：蜂王浆60克，番茄200克，蜜玫瑰粒2克。

做法：将番茄洗净，放入开水中烫约2分钟，捞出放入冷水中放凉，去皮，去蒂，切成大块，均匀摆入盘中；将蜂王浆倒入碗中，加冷开水调散，淋于番茄上，撒入蜜玫瑰粒即可。日常佐餐食用。

美容功效：生津止渴，健胃消食，驻容养颜，补益雌激素。

独味蜂王浆

原料：蜂王浆10克，冷开水1000毫升。

做法：将蜂王浆加入冷开水中，搅拌混匀即可。

美容功效：滋补强壮，益肝健脾，补益雌激素。

王浆牛乳

原料：蜂王浆0.2克，牛奶150毫升。

做法：将牛奶倒入奶锅内，煮开，晾至温，加入蜂王浆，搅拌均匀。每日分2次饮用。

美容功效：补益雌激素，驻容养颜。

王浆蜂蜜

原料：蜂王浆1克，蜂蜜100克，冷开水1000毫升。

做法：将蜂王浆倒入装有冷开水的杯中，加入蜂蜜，搅拌均匀。每日2次，每次饮用10克。

美容功效：补益雌激素，润泽肌肤，尤其适用于气血亏虚、身体虚弱、心悸乏力、腰膝酸软、久病不愈的女性朋友。

第七章

激素决定「美人韵」，从食物中选择平衡激素的「神灵」

"花想容"教室

蜂王浆除了可以饮用外，还可以外用，以蜂王浆为主料的除皱养肤油就可以起到除皱抗衰的作用。具体做法：先取蜂王浆20克，蛋黄1个，植物油10克；将蛋黄打入碗中，调入蜂王浆和植物油，搅匀成膏状；洗脸后取5克搓到脸上，保持30分钟，用温热水洗去，每周2次，或每隔3日1次，连用7～10次可显效。

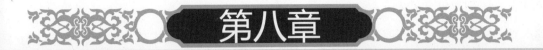

第八章

代谢力是美丽的源动力，用饮食提升你的代谢力

提升代谢力，是保持年轻的重要法宝！代谢不好，肥胖、小肚腩、水肿、肌肤粗糙、头发脱落都会找上你；而代谢好，新陈代谢正常，体内的废弃物质能够及时排出体外，就能给你带来姣好的容颜和窈窕的身材。

代谢力是美丽的源动力，掌控你的美丑

你想在大快朵颐之时还保持曼妙窈窕的身材吗，这可能吗？代谢力是美丽的源动力，只要提升代谢力，那么你的美丽就掌握在你手中了。

为什么有的人从不贪口，每天都是规律进餐，可是最后还是体态渐宽、身材见胖，而有的人则是能吃能喝，但却一点肉也不长呢？王岚就是这样一个人。

在所有同事当中，王岚是最贪吃、最懒的一个人，但是最瘦也是她！其他人在埋怨老天不公，埋怨自己不争气，喝凉水都长肉之余，还是羡慕王岚"胡吃海塞"的模样，更是羡慕她苗条的身材，于是大家都纷纷向她求教瘦身之法。但是每次当王岚说她就是顺其自然，从来没有特意减过肥时，就会招来大家的不满和指责，以为是她故意不愿意告诉大家她瘦身的秘诀，这让王岚很是委屈。

同事确实是误会王岚了，王岚确实没有过一次特意的减肥。但在她大吃大喝之时，身材又是如何保持的呢？其实天下就真有这样的好事，可以让"喝凉水都会长肉"的你变成永远也"吃不胖"的幸运儿，这就是代谢力的作用！

代谢力是新陈代谢的能力，也即食物被吃下去以后，在人体内经过消化吸收转换为热量的过程。你有没有过这样的感受：30岁前，无论吃什么、吃多少都不会胖，但是30岁以后，哪怕仅是多吃一口，体重也会不断上升；30岁前，即便通宵熬夜，玩耍或加班，第二天依然生龙活虎，但30岁以后，哪怕仅是晚睡半小时，你就感觉支撑不住，呵欠连连，第二天更是黑眼圈浮现，精神状态极差。这就是代谢力的问题。30岁以后，代谢力下降了，变差了。活动会消耗一定的热量，即使不活动，内脏器官的运作、血液循环与呼吸等也会消耗热量，这被称为基础代谢。18 ～ 25岁是代谢力最为旺盛的时

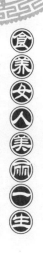

期，因为此时促进代谢的激素最为活跃；但是30岁之后，激素会慢慢下降，其促进代谢力的作用也大大降低；到了40岁，激素更是减少到原来的10%左右。

代谢力变差导致的最大后果便是肥胖。其他后果还有：经常会感觉身体沉重，很容易疲倦；虽然整体并不胖，但小腹却很突出，明显为上身瘦、下身较胖的梨形身材；经常或习惯性便秘；早晨起床后头脑不容易清醒，晚上很难入睡；皮肤总显干燥，皮肤状况下降，经常会出现粉刺和痘痘；脚与脸容易浮肿；腰痛或经常肩颈痛；月经也不规律等。这些症状给女性朋友带来了不小的烦恼。

保证代谢力，就要保证正常睡眠，不能贪睡，也不能睡眠过少；不要试图在短期内快速减肥；保持乐观快乐的好心情。另外，注意每天的饮食，也可以达到提升代谢力的目的。下面我们就来介绍几款提升代谢力的食谱。

全麦核桃面包

原料：高筋面粉700克，全麦粉300克，糖30克，盐15克，酵母12克，油30克，水700毫升，核桃200克，酒浸葡萄200克。

做法：用高筋粉、全麦粉、糖、盐、酵母、油、水和成面团，将面团擀成面片；往面团中加入核桃和酒浸葡萄，并揉匀，使核桃和葡萄包含在面团中；待面团发酵到原来2倍大小，翻面，继续发酵半小时；排气后，滚圆，盖上一层保鲜膜松弛半小时；用手掌压扁面团，3折整形；再等面团发酵至2倍大小，割一刀口，割口深半厘米，放入烤炉中层，温度调至210℃，烘烤25～30分钟即可。

美容功效：促进代谢，加速排毒，养颜美容。适合早餐食用。

蔬果沙拉

原料：双色玉米、奇异果、芒果、桃子、黄瓜各适量（也可以按个人喜好选择其他水果蔬菜），自制低热量沙拉酱（豆浆或豆浆粉，醋或柠檬汁，盐、橄榄油调制）。

做法：自制沙拉酱，将豆浆或豆浆粉＋醋或柠檬汁＋盐＋橄榄油搅拌即可；将玉米洗净，放入锅里煮熟，剥出玉米粒；将所有的水果洗净，去皮并且切粒，黄瓜也切粒；把所有的材料放进碗里，挤上自制沙拉酱，拌匀即可。

美容功效：促进代谢，加速排毒，养颜美容。适合早餐食用。

"花想容" 教室

勤运动可以提高代谢力。现在我们就介绍一种抬抱枕托胸的动作，这个动作可以消除副乳，能够集中托高胸部，同时可以紧实手臂肌肉。步骤：（1）挺直背部，坐在不会滑动的椅子前1/2处，十指交扣，用手肘夹住抱枕，抬高手肘与肩同高，眼睛看前方；（2）夹紧手肘，吐气后抬高双手，使手肘高过于肩膀，然后再重复第一步的动作。每次15～20分钟，每隔1天做1次。

用"五色食物"来优化你的代谢力

良好的代谢力可以让我们轻松地达到瘦身减肥的目的，但是我们如何来优化我们的代谢力呢？其实，吃对"五色食物"就能提升代谢力。

很多女性减肥都是通过节食的方法，以为只要少进食或不进食就能达到瘦身的目的。殊不知，这种做法既害身体健康，又害自身的美丽。

娇娇本不是个胖女孩，身材还算苗条，但为了达到她心目中的理想身材，她开始节食，一天三餐只用苹果和白开水来代替。这样持续了一段时间，确实有了一定的效果：身体看上去消瘦了不少，但是健康也没有了，她开始厌食，一见到饭就想吐，即使强迫自己下咽，也仅能吃两口。随之各种症状都找来了，脸上的痘啊、疤啊、斑点啊，不停地往外冒。不得已，她只好来看医生。医生跟她说，过度节食造成了她厌食，使得代谢失常，内分泌失调，她需要立即调整饮食。

从娇娇的例子我们就可以看出，减肥瘦身不是节食能做到的，你虽然暂时取得了一定效果，但是你的代谢力不正常，或者变得很差，身体健康以及容颜的问题就会随之而来，让你的减肥得不偿失。其实，减肥不一定非得节食，只要吃对了食物，你就能保持苗条的身材，"五色食物"就是这样。

红色食物促进代谢，燃烧脂肪

红色食物能够促进新陈代谢，增强免疫力，促进血液循环，使蕴含在食品中的脂肪以及体内的脂肪快速燃烧，从而达到瘦身减肥的目的。红色食物主要包括红辣椒、胡萝卜、番茄、辣白菜、辣椒粉等。

下面我们就来了解一下辣白菜的做法。

原料：白菜一棵，苹果、梨各1个，辣椒面、盐、白糖、味精、姜、蒜、葱、凉开水各适量。

做法：将白菜清洗干净，内外均匀抹上盐，腌渍半天（根据放盐的量，如果盐放得多，两三个小时就可以了），挤干水分，如果太咸可以用水冲洗一下，控十几分钟；姜、蒜、葱、苹果、梨切末，一棵白菜用半个苹果、半个梨就可以了；辣椒面、盐、白糖、味精加凉开水调匀，放入姜、蒜、葱、苹果、梨末，混合均匀；将调好的料均匀地抹在白菜上，里外都抹；整棵白菜抹好后，放入密封的容器中，室温下放两三天快速发酵，然后放入冰箱中冷藏即可。

美容功效：促进代谢，燃烧脂肪，可改善手脚冰凉的状态。

绿色食物排出废物，净化身体

绿色食物可以净化身体，补充维生素和矿物质，激发体内源动力，促进消化、吸收，有减肥抗老化的功效。绿色食物主要包括韭菜、卷心菜、莴苣、菠菜、香菜、柿子椒、白菜、萝卜等。下面我们来看看韭菜馅饺子的做法。

第八章

代谢力是美丽的源动力，用饮食提升你的代谢力

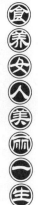

原料：韭菜500克，面粉750克，鸡蛋4个，盐、味精、食用油、十三香、胡椒粉各适量。

做法：将面粉揉好，饧30分钟；韭菜择好洗净，切成3毫米长的段；鸡蛋打匀炒熟晾凉切碎放入韭菜内，将所有的作料放入馅内拌匀，然后擀皮包成饺子即可。

美容功效：促进代谢，帮助消化。

黑色食物滋养身体，强化免疫力

黑色食物可以有效强化免疫力，能够改善虚弱体质，使体内得到净化，同时，还能增强细胞活力，平衡内分泌，达到美容美肤的效果。黑色食物主要有黑芝麻、黑豆、木耳、海藻类、蘑菇等。下面我们就来一起看看凉拌黑豆的做法。

原料：黑豆300克，芹菜50克，红椒50克，盐、八角、干辣椒、花椒、肉桂、陈皮、香油各适量。

做法：将黑豆洗净，用热水泡5小时；锅内放水，加八角、干辣椒、花椒、肉桂、陈皮煮开，放入泡好的黑豆，中火焖煮35分钟；然后停火在锅里焖4～5小时后捞出；芹菜、红椒切丁，焯水，捞出和黑豆加盐和香油拌匀即可。

美容功效：促进代谢，净化身体。

白色食物活化身体机能

白色食物活化身体机能，可以引导出生命的基本源动力，使代谢力提升，而且适量摄取还可以增加燃烧脂肪的"燃料"。白色食物主要有米饭、百合花、豆腐、银耳、牛奶等。现在我们来学习一道家常豆腐。

原料：北豆腐1盒，猪瘦肉100克、红椒1根、青椒1根，郫县豆瓣2勺，食用油、生抽、淀粉、姜片、蒜末、料酒、盐、白糖各适量。

做法：将北豆腐切成片；猪瘦肉切片，用生抽、淀粉腌渍；青、红椒洗净去籽切成菱形块；锅中加油，将豆腐煎至两面发黄拣出；锅中倒油烧热，下剁碎的郫县豆瓣炒香，下姜片、蒜末炒香，下肉片炒开，加生抽、料酒，下煎过的豆腐同炒；最后再下青、红椒同炒，最后加适量盐、白糖调味。

美容功效：活化身体机能，促进代谢。

黄色食物提高代谢力，维持身体机能平衡

黄色食物可以修复因不科学减肥而导致的一系列身体机能问题，使各器官都恢复正常工作，提高代谢功能，同时达到瘦身塑体和美白肌肤的效果。黄色食物主要有玉米、蜂蜜、柠檬、生姜、小茴香、豆蔻等。我们一起来看看松仁玉米的做法。

原料：玉米粒400克，剥壳松子仁100克，青椒1个，红椒1个，香葱2棵，食用油、盐、白糖、味精各适量。

做法：青、红椒切丁，香葱切末；将玉米粒放入开水中煮4分钟捞出沥干；锅烧热，放入松子仁干炒，至略变金黄出香味盛出放盘中晾凉；炒锅倒油烧热，把香葱末煸出香味，依次放入玉米粒、青、红椒丁和松子仁煸炒2分钟，调入盐和白糖；加水盖上锅盖稍煮，最后撒上味精炒匀即可。

美容功效：玉米含有丰富的卵磷脂和维生素E等营养素，并且其中所含的膳食纤维等元素可以有效提高代谢力；松子仁有排毒、提升代谢力的作用。两者与青、红椒配伍，可起到降低胆固醇、防止细胞衰老、有效提升代谢力、维持身体机能平衡的功效。

"花想容"教室 --

自制香蕉祛皱按摩膏。步骤：洗净双手、面部和颈部；取一口香蕉的量，放在小碟子里，如果有豆浆还可以加入小半勺豆浆，然后将香蕉和豆浆搅拌均匀成糊状，取适量香蕉豆浆糊，对面部进行全方位的按摩。可以在额头和眼角周围以及嘴角周围容易出现皱纹的地方多按摩一会儿，使用向上提的按摩手法，额头使用画圈手法按摩，颈部用向上提和画圈按摩手法混合使用；按摩约5～10分钟，再按摩手背，直至将所有材料用完；洗净面部、颈部和手，按摩完的皮肤非常细腻柔滑。

第八章

代谢力是美丽的源动力，用饮食提升你的代谢力

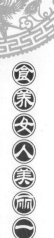

12种优化代谢力、消灭赘肉的有效食物

你是否还在为身上松弛的赘肉而烦恼呢？你是否还在为不知到底该如何减肥而惆怅呢？今天我们就来学习12种可以帮你瘦脸、瘦腰、瘦腹、瘦臀、瘦大腿、瘦小腿、瘦手臂的食物。

想减肥，首先就要知道通过加快新陈代谢才能达到减肥瘦身的目的，不是只有减肥药才可以减肥，其实日常生活中我们经常食用的食物就可以提升代谢力，比减肥药来得更有效果。经科学研究发现，有12种食物对优化代谢力、消灭赘肉很有效。

（1）玉米。玉米含丰富的钙、硒、卵磷脂、维生素E等，具有降低血清胆固醇的作用。常吃玉米，有助于大便的排除，使体内毒物不会久滞肠道。

（2）薏米。薏米富含水溶性纤维，可以改善便秘，清除体内堆积毒素。除此之外，薏米还能降低血脂及血糖，促进新陈代谢，其利尿作用可以有效改善水肿的现象。而且薏米本身所含的热量极低，即使多吃也不会胖。

（3）木瓜。木瓜除含有丰富的维生素C和维生素A外，还具备热量低的特点，其所含的木瓜酶可分解蛋白质、糖类和脂肪。木瓜可以促进新陈代谢，助消化，让你达到减肥瘦身的功效。

（4）苹果。苹果可以提高肾脏或肠胃功能，有助于及时排出体内废气、瘀血、宿便和水毒等，让身体更轻盈。苹果中的苹果酸可以加速代谢，燃烧体内的脂肪。

（5）冬瓜。冬瓜含有丰富的纤维素以及钙、磷、铁、胡萝卜素等营养素，不含脂肪，但其利尿清热的功效，却可以防止体内脂肪堆积。冬瓜中的葫芦巴碱可以提升人体的新陈代谢率，能够抑制脂肪的生成。

（6）绿豆芽。绿豆芽含有丰富的维生素C和各种人体必需氨基酸，常食绿豆芽有促进新陈代谢、加速脂肪燃烧的功效。另外，绿豆芽还富含纤维素，有助于排便排毒，想减肥的女性朋友可以多吃。

（7）红枣。红枣含有多种营养物质，其中富含蛋白质、多种氨基酸、胡萝卜素、维生素A、维生素B_2、维生素C、维生素D、铁、钙、磷等。我们都知道红枣具有补铁补血的作用，但我们不知道红枣还有促进肠胃蠕动、助消化、排毒素的作用。

（8）甘薯。甘薯中含有较多的纤维素，能吸收胃肠中的水分，从而起到润滑肠道、有助通便的作用。除此之外，甘薯还可以将肠道中的脂肪、糖以及毒素等排出体外，起到降脂作用。另外，甘薯属于碱性食物，能中和体内过多的酸，从而保持人体酸碱平衡，延缓衰老。

（9）豆豉。豆豉有助于消化，能够加强脑力，提高肝脏解毒的能力。另外，常吃豆豉还能促进体内新陈代谢，消灭血中毒素，起到净化血液的作用。而豆豉中的大量尿激酶，可以消融血栓，预防老年痴呆症。

（10）海带。海带含大量胶质，可以起到润肠通便的作用，能够将体内的毒素排出体外。海带属于碱性食物，含有丰富的牛磺酸和食物纤维褐藻酸，可以起到净化血液的作用，能够降低血液以及胆汁中的胆固醇。

（11）黑木耳。黑木耳含有大量的胶质，可以促进代谢，将残留在肠胃中的废弃物及时排出体外，从而起到清涤胃肠的作用。黑木耳还有缓解血小板凝集、降低胆固醇的作用，对防治心脑血管疾病非常有益。

（12）芹菜。芹菜含有大量的膳食纤维，可以促进新陈代谢，有清涤胃肠、消减脂肪、润肠通便的作用。芹菜含热量极低，想瘦身的女性可以多吃。

下面就为大家介绍两款促进代谢的美味食谱。

海带冬瓜汤

原料：冬瓜300克，海带节50克，黄酒、盐、味精、食用油、葱、姜各适量。

做法：将冬瓜去皮、去籽切成正方形的厚块；海带节清洗干净；葱、姜切片；锅中放油，加入葱、姜片，将冬瓜和海带节一起放入煸炒，加入黄酒、盐和味精炒匀，2分钟后盛出，倒入汤锅炖煮，先大火烧开，再中火炖煮；20分钟后即可停火食用。

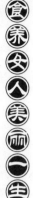
美容功效：海带含有多种营养元素，有清热消炎之功效，常食海带可以促进代谢力；冬瓜具有润肺生津、化痰止渴、利尿消肿、清热祛暑、解毒排脓的功效。两者合而为汤，更加强了清热解毒、提升代谢力的功效。

凉拌海带木耳芹菜

原料：芹菜300克，海带（鲜）150克，黑木耳（干）100克，盐、味精、黄酒、香油各适量。

做法：黑木耳用水浸泡，待发涨展开后取出，将黑木耳与海带洗净，与海带一起切成丝状，用开水烫熟；芹菜洗净切成约3厘米长的条，放入开水煮3分钟后捞出；将黑木耳丝、海带丝、芹菜条放入碗中，加入盐、味精、黄酒、香油调匀即可。

美容功效：芹菜中富含膳食纤维，与海带和木耳一起凉拌菜，可以共奏清热解毒、提高代谢力之功效。

"花想容"教室

小腿粗壮一直是困扰女性朋友的一个问题，现在我们就来学习一个瘦腿的小方法：抬腿。

坐着时：上身正直，与大腿成直角；大腿与小腿也保持90度；膝盖并拢，足尖点地，缓慢抬起足跟，再缓慢落下，如此反复10分钟左右后放松。

站着时：双腿并拢，足尖点地，足跟缓慢抬起、落下，重复此动作10分钟左右后放松。

塑造S曲线，优化代谢力的饮食秘诀

懂得一定的饮食秘诀，就可以提高你的基础代谢率，这不仅可以让你拥有理想的体重，塑造你的S曲线，保持苗条的身材，更可以让你长久保持青春活力，散发青春光彩。

到底怎么吃才能既可以减肥，又可以保持苗条的身材，这是很多爱美的女性朋友都想知道的。而巧妙地用一些饮食秘诀，加强新陈代谢，则可以帮你更有效地达到健康瘦身的目的。

为了减肥，潇潇可是搜罗了不少的减肥妙招，也试过了节食、药物、运动等减肥的方法，但最终都以失败而告终。不过她并没有气馁，而是继续尝试着各种减肥的方法。一次朋友告诉她一些饮食秘诀，说可以不用节食，但同样可以收获瘦身的功效。随后潇潇便依照朋友介绍的办法来安排自己的饮食。一段时间过后，潇潇发现自己的体重真的下降了。

潇潇到底用的什么办法呢？她的饮食秘诀到底是什么呢？接下来我们就一一介绍给大家。

用心于早餐，唤醒身体代谢，保持代谢正常

早餐对加速新陈代谢和减肥起着非常重要的作用。有关研究表明，吃早餐的人比不吃早餐的人更容易减肥成功。一夜的睡眠，身体的新陈代谢虽然一直不停，但速度却很慢，只有通过再次进食，代谢的速度才会回升。早餐还不只是吃，而且还要达到一定的热量，一般早上食用300～400卡（约1256～1674焦）的食物才可以满足整个上午的身体消耗热量的需要。对于早餐，我们很多人都是越简单越好，无论是为瘦身还是为上班赶时间，早餐一般都是凑合，这很难将新陈代谢带入正常的工作状态。其实，早餐不仅要吃足，还要尽可能食用一些高纤维食物，高热量的早餐只会让人很快感到饥饿，而高

代谢力是美丽的源动力，用饮食提升你的代谢力

纤维食物会延长消化和吸收的时间，从而使人不容易感到饿。

蛋白质可以促进代谢，有益于减肥

研究表明，体内如果含有大量的蛋白质，新陈代谢的速度就会快，从而可以加快对热量的消耗。蛋白质较之脂肪和膳食纤维，更不易于被人体吸收，因此必须有更多的热量参与到消化蛋白质的过程中。不过在你每天摄入的蛋白质中，还是有一部分会转化为热量，因此在摄入蛋白质时，必须通过一些富含蛋白质的食物，像坚果、低脂奶酪等食物来摄取。肉也是蛋白质的一种，奶、蛋、豆、鱼等都属于优质蛋白质。

少食多餐维持新陈代谢率

减肥瘦身就是控制热量，正常的新陈代谢则可以将多余的热量消耗掉。但是有关研究发现，当你的体重有所降低时，新陈代谢率也会跟着降低。如果你的体重降低了4千克，那么基础代谢就会少代谢20 ～ 100卡（约84 ～ 416焦）的热量，所以此时你就要注意少摄取20 ～ 100卡来维持身材，否则便会越来越胖。但是一旦没有食物来消化，那么新陈代谢力还是会相应下降，为此我们只有通过少食多餐的方法来维持新陈代谢率。每次吃得很少，这样热量不会多，而且总热量会控制在需求范围内，新陈代谢率就不会下降，从而慢慢达到瘦身的目的。

喝绿茶有助于提升新陈代谢

绿茶含有氨基酸、多酚素、维生素等成分，可以调节脂肪代谢，同时降低血脂和胆固醇含量。绿茶中还含有儿茶酚和咖啡因类物质，这些物质都有助于新陈代谢力的提升，特别是可以提高脂肪分解酶的活性，另外又会降低合成酶的活性。因此想瘦身的女性朋友不妨多喝点绿茶。不过晚上和睡眠不好的女性最好不用这种方法，否则会导致失眠。

主食以全谷根茎类为主

糙米、燕麦、麦片、荞麦、薏米等属于全谷根茎类食物，升糖指数低，而且从代谢角度来看，胰岛素分泌会降低，不容易合成脂肪。全谷根茎类食物富含纤维质，不仅让人很快产生饱腹感，使胃排空时间延长，令胰岛素分泌一直保持在稳定状态，而且还会燃烧更多的脂肪。

"花想容"教室

教大家一种消除小腹部赘肉的方法：每天晚上睡觉前，用手掌心在腹部上以顺时针方向画圆，以15～20分钟为宜。不仅可以雕塑腹部曲线，还可以帮助肠胃蠕动，强化宿便排除，有增强净化身体、排除毒素的效果。

学习几种提升肌肤代谢的水嫩美肌饮食法

没有哪个女人不想自己的每一寸肌肤水嫩美白，但怎样做到呢？最好的办法就是提升肌肤代谢。

你是不是从来都不曾想过新陈代谢过慢对肌肤的影响，使原本靓丽水嫩的肌肤不复存在，而且令身体状况每况愈下？其实新陈代谢就是有这么大的作用。为了你的水嫩肌肤，现在就赶紧来提升你的肌肤代谢力吧。

朱晓本有着骄人的靓丽肌肤，但是不知道怎么回事，突然有一天她发现她的皮肤不再像以前那么好了。她换了好几种保养品，但皮肤状况依旧没有改善。而且令她不解的是，她的饮食规律和生活作息没有改变，但体重却一直增加。她不得不通过拼命节食来让自己瘦下来，可是当体力越来越差，当疲倦不断地袭击的时候，她发现她做的一切不仅没有起作用——皮肤依旧很差、身材依旧很胖，而且健康也没有了。

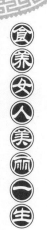

其实这就是朱晓体内的新陈代谢速度变慢，导致肌肤代谢也跟着变慢，令她没有了往日的靓丽肌肤和苗条的身材以及健康的身体。

但是这并不是不可挽救的，通过饮食调理就可以提升肌肤代谢力。下面我们就具体来看一下。

节食没有用，多摄取蛋白质才是获取靓丽肌肤"正道"

朱晓通过节食换来的只是相反的效果，而且身体健康状况越来越糟，体重没减，肌肤也没有变得靓丽起来。相反，如果改变饮食结构，多摄取纤维素与蛋白质，就可以提升新陈代谢速度。除了肉类、蛋类、豆类等食物外，藻类同样含丰富的蛋白质（蓝藻、绿藻、海藻中都含有有助于消化的蛋白质），有助于提升代谢力。下面就给大家介绍一款蓝藻酱。

原料：鳄梨2个，番茄1个，洋葱1个，柠檬1个，蒜粉2茶勺，蓝藻3汤勺，辣椒酱2汤勺，盐和胡椒少许。

做法：将鳄梨、番茄、洋葱、柠檬洗净，切小块放入搅拌机，搅拌成浓稠的汁（番茄和柠檬要去皮），倒进一个大容器内；将其余各料混合在一起，搅匀成酱汁，与搅拌好的浓汁混合一起即可。可以抹在面包上，和牛奶、豆浆、稀饭等同食，也可以直接食用。

美容功效：蓝藻中富含蛋白质，其含量比大豆、牛肉、鸡蛋等要高出数倍，蓝藻中还含有很高的 γ-亚麻酸，有促进钙吸收、提高免疫力、防止代谢紊乱和防止衰老的功能。蓝藻与其他各料一起，可以有效起到促进新陈代谢、美化肌肤的功效。

补充B族维生素

B族维生素是促进人体新陈代谢的必要因子，但水溶性维生素却不易储存在体内，因此人体需要补充富含B族维生素的食物，以促进新陈代谢、提供能量、保护神经组织细胞等。鸡丁烧鲜贝就是一道富含B族维生素的佳肴。

原料：鸡脯肉150克，鲜贝125克，冬笋15克，水发香菇15克，鸡蛋1个，淀粉40克，葱、姜、植物油、盐、料酒、高汤、味精各适量。

做法：将鸡脯肉洗净，切成1厘米见方的丁；鸡蛋磕入碗内，留下蛋清，加入淀粉35克和少许水，调成糊状，将鸡丁放入，捏均匀挂糊；将鲜贝洗净，大个的切开，小个的不动，放入开水锅中氽一下，捞出，控干水；将冬笋、水发香菇洗净，分别切成1厘米见方的丁；葱切成葱花，姜洗净切成丝；锅置火上，倒入植物油，烧至五成热时，把挂糊的鸡丁下入，滑至三成熟时，捞出，控净油；将锅内的油倒出，留少许油，置火上，加入葱花、姜丝炝锅，再放入冬笋、香菇、鲜贝；翻炒几遍后，再放入盐、料酒、高汤；烧开后，下入鸡丁；待汤汁不多时，用水淀粉勾芡，放入味精调和，起锅装盘，即可食用。

美容功效：富含B族维生素，还能补肝养血、益肾填精等。

"花想容"教室 --------

番茄蜂蜜美白面膜可以令你的肌肤水嫩、白皙、有光泽。具体做法：将半个番茄搅拌成番茄汁后，加入适量蜂蜜搅至糊状，均匀涂于脸或手部，待约15分钟后洗去。每周只能做1～2次。

第八章

代谢力是美丽的源动力，用饮食提升你的代谢力

排水、消浮肿，用美食增强代谢来操纵

水肿让女人失去了美丽，没有了好身材，那么，如何排水、消浮肿呢？用饮食促进代谢就可以做到。

一大早起来，本来想着开始崭新的一天，但照照镜子，却发现脸似乎一夜之间变胖了很多，不管是热水敷还是冷水洗都无济于事，美好的心情就这样一下子被肿起的脸淹没了，剩下的只有阴沉的脸，哪里还有美丽可言。

通宵熬夜的梁苏一大早就发现自己的脸有些浮肿，美丽尽失。但她并没有惊慌失措，而是不慌不忙吃过早饭半小时后喝了一大杯浓茶。1小时后，再看梁苏的脸，竟然一点浮肿的痕迹都没有了，换来的只是一个精神百倍的梁苏。

喝杯浓茶就可以消除浮肿，令梁苏精神百倍，其实合理的饮食也可以排水、消浮肿。

很多女人的身材肥胖臃肿，就是因为水肿的原因，如果将体内多余的水分排走的话，那么拥有苗条的身材就不难了。生活作息不规律，压力大，淋巴系统功能低下，体内积累的过多水分无法排走，身体就会出现水肿现象。经常熬夜，睡眠不足，也会导致脸部浮肿。

中医理论认为，浮肿与肾有着重要联系。肾阳气不足，就会导致心阳气不足，由此就不能将水转化成气，进而造成湿气滞留于体内，而形成水肿。而阳气充足就能化气行水，消除因水肿而造成的肥胖。温补肾阳和心阳的食物包括生姜、薏米、大葱、橘子、柚子、桂圆、荔枝、无花果、土豆、赤小豆、黑豆等。下面我们就来看几道温补肾阳和心阳的食谱。

羊肉炖萝卜

原料：羊肉500克，萝卜300克，生姜、香菜、盐、胡椒、食醋各适量。

做法：将羊肉洗净切块；萝卜洗净切块；香菜洗净、切段；将羊肉、生姜、盐放入锅中，加适量清水，武火烧开，改文火煎煮1小时；再放入萝卜块煮熟，加入香菜段、胡椒和少许食醋调味即可。

美容功效：食肉饮汤，有兴阳温运之功效。可提高人体免疫力，调节体内的物质代谢，有助于体内阳气的升发，消除水肿。

干贝烧冬瓜

原料：冬瓜500克，水发干贝50克，葱段、姜片、盐、味精、料酒、水淀粉各适量。

做法：冬瓜去皮，洗净，切长条，用开水氽后捞出，沥干；锅内放油烧至六成热时，下葱段、姜片炝锅，拣出；放入干贝煸炒，放水烧开，改用小火烧

5分钟；放入冬瓜块烧熟，改旺火，放盐、味精、料酒调味，用水淀粉勾芡，翻炒均匀，出锅装盘。

美容功效：利湿清热，生津降脂，美容养颜。

咖喱碎牛肉

原料：牛肉500克，洋葱2个，胡萝卜1根，土豆200克，咖喱粉1汤勺，盐、料酒少许，淀粉2汤勺，食用油适量。

做法：牛肉切块；洋葱、胡萝卜、土豆洗净切块；油锅烧热后，放入牛肉翻炒，加入咖喱粉；加入盐、料酒及约一碗水烧开，转小火焖煮半小时后，放入土豆块；待牛肉块将熟时，加入洋葱块和胡萝卜块，最后再将各种佐料加入即可。

美容功效：利湿祛水肿，促进体内新陈代谢。

"花想容"教室

想消除面部浮肿，可以通过几步天然的中医经络按摩来实现！
步骤：

（1）双手掌搓热。

（2）将手掌敷于脸上。

（3）慢慢沿足太阳膀胱经向上按揉至眉冲，然后沿此线路，用四指反复推摩2～3遍。

（4）点按阳白穴，然后沿足少阳胆经向上按揉至临泣，反复按摩2～3遍。

（5）双手点按丝竹空穴，轻轻按揉，沿手少阳三焦经向外至耳门穴，反复推摩2～3遍。

（6）双手点按瞳子髎穴，轻轻向外按揉，疏通足少阳胆经。

第八章

代谢力是美丽的源动力，用饮食提升你的代谢力

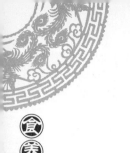

吃出亮丽好发质，必知的饮食代谢准则

女人美丽要完美，一头乌黑亮丽的头发会为你的姿色增色不少。但是你知道吗？一头乌黑亮丽的头发与体内的新陈代谢也有很大的关系，因此通过饮食调理代谢可以吃出亮丽发质。

头发对于女性的美丽来说，有着不可忽视的作用。如果一个女孩子长得很漂亮，但头上却顶着一头乱蓬蓬、干燥无光泽的头发，就会大大为其美丽减分。因此我们要美，就要从头美到脚，要使头发保持健康美丽，除了要做好梳、洗、理工作之外，还要注意供给头发充足的营养，以利于其新陈代谢。

凌美的发质一直很好，但最近半年来，她的发质变得很硬很糙，没有光泽，即使用了护发素依然不见有好转的迹象。她紧接着就换了改善发质的洗发水，但还是无济于事。她很生气，也很纳闷，想着自己的发质本来很好，为什么会突然变成这样子呢？

虽然很多人都开始注意对头发的保养，但却总是有不少的人会出现头发脱落、发质枯黄、头发没有光泽等现象。研究发现，发质的好坏与饮食有一定关系，吃得太咸或太甜不仅会造成营养代谢性脱发，还会让头发变得枯黄。

甜食吃得过多会导致脱发。过量的糖在人体新陈代谢中会形成大量有机酸，这些有机酸会扰乱头发的色素代谢，使头发逐渐失去光泽，变得枯黄。

咸食吃得过多会导致头发枯黄。盐分会导致头发内的水分滞留过多，从而影响头发的正常生长和发育，进而导致乌发变"枯草"。同时，过多的盐分在头发中给细菌滋生提供了良好的场所，更容易导致头皮疾病。而且，食盐太多，多种皮脂病也跟着生成，致使头屑增多，加重脱发。

从中医理论上讲，肾气盛，头发则乌黑有光泽；肾气虚，头发则干涩、枯黄。而饮食过咸则会增加肾脏的负担，引起排钠障碍，从而导致血压升高、蛋白代谢紊乱，而影响头发中蛋白质的形成，使头发颜色变淡，甚至枯萎。

从营养的角度来说，头发所需的是脂肪、蛋白质、维生素及碘等营养物质，而这些营养物质主要来源于绿色蔬菜、薯类、豆类和海藻类。绿色蔬菜有助于黑色素生成，豆类则可以增加头发的弹性和润泽度，防止头发分叉，海菜、海带等海藻类食物含丰富的钙、钾、碘，可以预防白发的生成。下面我们来一起看几道保护发质的食谱。

鲤鱼亮发乌发，促进代谢

鲤鱼营养丰富，肉质细嫩，不仅可口，还非常利于消化和吸收，有助于促进新陈代谢。食用鲤鱼不仅能起到开胃健脾、消肿等作用，还能保持头发黑亮。下面我们大家就一起来学着做一下红烧鲤鱼吧。

原料： 鲜活鲤鱼 1条，松蘑（干）50克，花生油100克，大葱、生姜、料酒、辣椒面、盐、酱油、味精、水淀粉、芝麻油、胡椒粉各适量。

做法： 鱼去鳞、鳃和内脏，洗净血沫，在两边斜切5刀；松蘑水发后，洗净去根切丝；大葱切丝；生姜切片；锅内放油，旺火烧热，将整条鲤鱼下锅煎成两面成黄色，再烹入料酒，然后依次放入辣椒面、松蘑丝、盐、酱油、姜片烧开，改小火焖熟，再放入葱白、味精、水淀粉勾芡，加入芝麻油、胡椒粉，入盘即可。

美容功效： 鲤鱼的蛋白质含量高而佳，有促进新陈代谢，令头发乌黑亮丽的功效；松蘑中含有大量的维生素E，经常食用松蘑，有美颜健肤的功效，除此之外，松蘑还有益肠健胃、止痛理气、强身健体、促进代谢等功效。

猴头菇促进代谢，生发长发

猴头菇是高蛋白、低脂肪的食物，不仅含有丰富的矿物质和维生素，还含有人体必需的多种氨基酸，经常吃可以提升新陈代谢，同时还可以起到美发生发的功效。红烧猴头菇就是一道美味。

原料： 猴头菇250克，鸡胸脯肉200克，冬笋50克，白菜100克，黄芪20克，白术20克，葱、食用油、料酒、姜、酱油、高汤、盐、味精、水淀粉各适量。

做法： 黄芪和白术先煎取汁200毫升；猴头菇去掉针刺和老根，切成片；

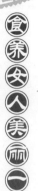

鸡肉切成块；冬笋切片；姜切成片；葱切成段；白菜去掉老帮取用菜心用开水烫一下，盛盘；锅内放油烧至七成热，先炒鸡肉和猴头菇，变色后加料酒、姜片、葱段和酱油炒几下，加药汁和高汤，用小火焖至肉烂，拣去姜、葱，以盐、味精和水淀粉勾芡收汁，装盘即可。

美容功效：此菜补脾胃、益气血、助消化，有促进代谢、生发长发的功效。

糙米促进代谢，去头皮屑

糙米对肥胖和胃肠功能障碍有很好的疗效，可以有效调节体内新陈代谢；糙米还有通便、净化血液、促进血液循环、保持内分泌平衡的作用；另外，糙米还是预防和去除头皮屑的有效食物。黑芝麻糙米粥就是一款简单易做的促进代谢、去头皮屑的粥品。

原料：糙米1杯，黑芝麻2大勺，白糖适量。

做法：糙米洗净沥干；锅中加水煮开，放入糙米搅拌一下，待煮开后改中小火熬煮45分钟，放入黑芝麻续煮5分钟，加白糖煮溶即成。

美容功效：提升代谢力，防治头皮屑。

"花想容" 教室

我们可以用百合粉或杏仁粉自制按摩膏。百合粉适合油性皮肤和痘痘肌；杏仁对除皱很有效果。

做法：将3勺百合粉或杏仁粉与1勺蜂蜜混合成浆状，然后按摩脸部和颈部1分钟，再以清水洗净。不用洗面奶洗脸，直接用就可以，不过1周只能做1～2次。

明眸皓齿也需代谢力造就，那就学学如何吃

人人都希望自己有一双明亮的眼睛，有一口洁白的牙齿，尤其是爱美的女性。如何才能保护好自己的眼睛和牙齿呢？日常饮食就是其中非常重要的方式。

眼睛没神，黯淡无光，就会影响女人的美丽；同样的，如果牙齿不好，不是有污渍就是有龋齿，不仅会影响身体健康，还会为女人的美丽减分。但你知道吗？明眸皓齿同样也和代谢分不开，通过饮食调理代谢，就可以造就你的明眸皓齿。

小李是个很清秀的女孩儿，一双眼睛虽然不是很大，但却很衬她的脸，亮而有神，很漂亮。但最近一段时间，小李总感觉浑身没劲，就连眼睛也一点精神没有，黯淡无光，还出现了黑眼圈和眼袋。后来她去看医生。医生告诉她是新陈代谢下降，水湿排不出去，所以才造成了她眼睛无神，黑眼圈和眼袋。医生给她开了中药，另外还特别叮嘱她回家后调整饮食。

爱美之心，人皆有之，尤其是女性朋友，没有一个不希望自己时时年轻美丽。经常熬夜，情绪不稳定，吸烟、饮酒过量等，都会引起血液循环缓慢，影响新陈代谢，眼睑部的皮肤较薄，很容易变得黯沉。出现眼袋是衰老的现象之一，精神和生活紧张，就会出现过早衰老的现象。但是如果脏腑功能失调，肝肾以及脾胃等器官功能低下，导致代谢水平下降，也会使多余的水分滞留体内，表现在眼部就是出现眼袋、水肿。饮食调理就是调理脏腑器官功能，促进血液循环，促进新陈代谢。茯苓、薏米、大枣、山药、小米等能够调理脾胃，是促进新陈代谢作用的食物。

牙齿也是一样，想拥有一口洁白健康的牙齿，笑起来更迷人，除了每天需要刷牙外，还需要注意保持新陈代谢正常。牙齿与脏腑器官也有很大关系，如

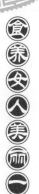

果一个人牙齿发育不好，多与肾有关，肾气亏乏，代谢失衡，表现在牙齿上就会出现牙齿稀疏、齿根外露，或伴有牙龈淡白出血、齿黄枯落、龈肉萎缩等问题。需要注意摄取低盐、优质高蛋白的饮食，诸如豆类、蛋类和奶类等，少吃腌制食品。

接下来我们看几道有助于明眸皓齿的食谱。

苹果生鱼汤

原料：生鱼150克，苹果500克，生姜2片，红枣10枚，盐少许，食用油适量。

做法：将生鱼去鳞、去鳃，然后用清水洗干净鱼身后抹干；苹果、生姜、红枣洗净，苹果去皮去蒂切成块状，生姜去皮切片，红枣去核；锅中放油烧至七成热，将鱼下锅煎至鱼身成微黄色，捞出；另取一瓦煲，里面加入适量清水，将煎好的鱼以及备好的各种作料放入，用猛火煲滚，转用中火接着煲2小时左右；最后加入盐调味即可食用。早晚饮用，每日2次。

美容功效：苹果中的大量可溶性膳食纤维会帮助我们排毒养颜，刮走肠道的污物；鱼中富含的不饱和脂肪酸既不让你长肉，又让你头脑灵活记性好。两者合煮汤有防止黑眼圈的出现、预防眼下出现眼袋的功效。

洋参猪血豆芽汤

原料：西洋参15克，猪瘦肉200克，生姜2片，新鲜猪血250克，大豆芽250克，盐少许。

做法：用清水将所有材料洗干净；把西洋参和猪瘦肉切成片状，生姜去皮切片；放入适量清水于瓦煲内，用猛火煲至水滚；然后放入猪血、大豆芽，改用慢火继续煲1小时左右，加入适量的盐调味后，就可以食用。1天1次。

美容功效：具有养神、补血、清除黑眼圈的作用。

芹菜拌虾仁

原料：虾仁100克，芹菜200克，花生油适量，盐、料酒、味精、葱白、蒜、花椒各适量。

做法：芹菜去根和叶，洗净后斜刀切成2厘米长的段，放入开水锅中焯一下，捞入凉开水内过凉，沥干水分放入盆内，撒上盐；虾仁洗净后切成虾片，投入加有料酒的开水锅内汆一下，捞出沥干水分后放在芹菜上；味精用温开水溶化后浇在芹菜上；葱白洗净后切成细丝；蒜去皮洗净后切成薄片；锅置小火上，花椒焙焦，放入花生油把花椒炸透，捞去花椒粒，放入蒜片和葱丝略炸一下，倒在芹菜上，拌匀晾凉即成。

美容功效：虾仁有化瘀解毒等功效；芹菜属于粗纤维食物，而粗纤维可以清扫牙齿上的食物残渣，并且多嚼一嚼芹菜可以分泌出唾液，唾液能够起到平衡口腔酸碱度的作用，从而达到美白抑菌的目的。

"花想容" 教室

巧克力中含有丹宁酸、氟质和磷酸钙，这三种物质都起着保护牙齿的作用。而木糖醇等口香糖中的蔗糖为甜味多元醇所取代，不会导致龋齿，反而有杀菌作用，有利于减少牙斑。因此平时可以多吃些口香糖和巧克力。

在家试着做——提升代谢力的诸多美食

如果能够自己在家轻松做一些提升代谢力的美食，一定是件特别令人开心的事情。因为这不仅可以让爱美的女性朋友达到减肥瘦身、美容养颜的目的，还可以享受不少的美味。

如今很多女性朋友都不会做饭，尤其是一些职业女性，甭说照着一些菜谱、食谱做自己的减肥餐，单就为了饱腹恐怕都不愿意动手，一是嫌麻烦，二

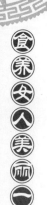
是会影响一双纤细的手，更为重要的是，她们没有大量的时间花在做饭上。那有没有一些轻松简单的做法，既可以提升代谢力，又能让女性朋友享用美味呢？下面就让阿丽来告诉大家吧。

阿丽是一个非常懂得爱惜自己身体的女性，虽然她已经年近50岁，但身材依旧保持得很好，皮肤也没见松弛、粗糙。阿丽告诉大家说，她出身于医药世家，很懂得优化代谢力以保持苗条的身材，于是她平时在家里多会做一些能够提升代谢力的美食给自己吃。

下面一些美食就是阿丽经常在家做的，想让自己苗条的女性朋友也在家试着做做吧。

番茄简单加热，提升代谢，燃烧脂肪

番茄是被许多女性熟知的减肥瘦身、美容养颜的食物。番茄有健胃消食、生津止渴、润肠通便、清热解毒、利尿排钠、延缓衰老、美容护肤等功效。但是新鲜生番茄性寒，直接吃会导致人体代谢下降，令瘦身效果不仅不能完全发挥出来，反而还起反作用。而如果将番茄加热烹调，其中所含的番茄红素则容易被人体吸收，从而达到加速血液循环、提高代谢、快速燃烧脂肪的作用。那么，该如何吃才能让其将功效都轻松地发挥出来呢？下面我们就学习一下番茄的简单做法。

干烤番茄：将番茄切块，加盐，用铝箔纸包好放进烤箱烤6分钟即可食用。

制作番茄点心：将番茄切块，加盐及胡椒粉和少许水，放进微波炉2～3分钟便成了一道美味点心。

轻松做番茄汤：将番茄切块，加盐、胡椒粉及葱花，多加些水，放进微波炉5～6分钟，番茄汤便做成了。

下面一道番茄炒鸡蛋也是阿丽非常喜欢吃的。

原料：番茄150克，鸡蛋100克，小葱15克，植物油10克，淀粉5克，盐2克，白糖适量。

做法：把番茄洗净，去蒂，切块；鸡蛋打入碗内，加入盐少许，搅匀；将炒锅放植物油，先将鸡蛋倒入，炒成散块，盛出；炒锅中再少放些植物油，油烧热后放入番茄翻炒几下，再放入鸡蛋，搅炒均匀加入白糖、盐，再翻炒几

下，用淀粉勾芡即成。

美容功效：健脾开胃，润肠通便，养颜美容，提升代谢力。

牛蹄筋美容养颜，加速代谢

牛蹄筋向来为筵席上品，食用历史悠久，它口感淡嫩不腻，质地犹如海参，故有俗语说："牛蹄筋，味道赛过参。"蹄筋中含有丰富的胶原蛋白，能增强细胞生理代谢，使皮肤富有弹性和韧性，延缓皮肤衰老；有强筋壮骨之功效；脂肪含量也比肥肉低，并且不含胆固醇。

将新鲜牛蹄筋切成小段，放入水中煮，水开后再煮约2小时即可成透明色的可食用蹄筋。将煮好的蹄筋用酱油、料酒、盐、淀粉、姜蓉、蒜蓉浸泡10分钟即可食用。下面再看看阿丽经常会为自己做的双椒牛蹄筋。

原料：新鲜牛蹄筋1根，黑木耳、姜、蒜蓉、青尖椒、红尖椒、食用油、盐各适量。

做法：牛蹄筋可以按照上面所述方法腌好；其他配料全部切好，姜和黑木耳切丝；锅入油，先放入姜丝、蒜蓉爆香，然后加入黑木耳丝，快熟时加入可以食用的牛蹄筋翻炒入味；最后将双椒放入，加入适量盐，轻轻翻炒至辣椒熟即可。

美容功效：辣椒中的辣椒素能有效地燃烧体内脂肪，促进新陈代谢，达到减肥的效果。与蹄筋配伍，可以加快新陈代谢，美容养颜，减肥瘦身。

"花想容"教室

大家可以利用看电视的时间做以下动作：

（1）坐在椅子边缘，背往后靠在椅背上，双腿并拢向前伸直，然后抬离地板，吐气、维持1秒钟时间。

（2）双腿并拢抬起，花3秒的时间将膝盖向胸部靠近，维持该姿势3秒后回到（1）的动作；重复动作（1）、（2）5～10次。可以有效减少腹部和大腿部的赘肉。

第八章

代谢力是美丽的源动力，用饮食提升你的代谢力

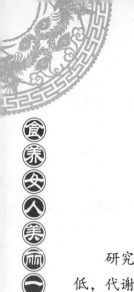

饮食保持你的体温在36.7℃，
是优化代谢的最佳温度

研究表明，体温保持在36.7℃时，是代谢水平最佳的时候。体温越低，代谢越慢。因此为了优化代谢力，就需要我们用食物来保持我们的体温为36.5～37℃。

窈窕的身材是每一个女人梦寐以求的，有的人通过一些方法很快就瘦下去了，但有的人却是用了十八般武艺也无济于事。杨扬就是这样一位，这到底是什么原因呢？

杨扬为了让自己的体重下降，可是费了不少的心思，但最终不但没有令体重下降，反而还上升了不少，这让她很是恼火。直到后来她遇到了一位塑体营养师，她才明白了其中的原因。原来杨扬的体温一直很低，基本就是35.5～36℃。营养师告诉她这个体温大大影响了她减肥的效果。

有关研究表明，在人体体温正常的范围内，体温越高，代谢越好。如果体温下降到36℃以下，排泄机能就会低落，自律神经也会失调。体温每下降1℃，代谢大约就会降低12%。也就是说，如果吃同样的东西，体温在36℃以下的人更容易胖。而如今有不少的女性朋友其体温一直在36℃以下，杨扬就是这样，所以她的体重不降反升了。

由于受激素的影响，女性排卵后体温会上升，因此测量体温应在生理期之后、排卵之前的2周内，而且于每天10点左右测量腋温较为合适。

如果想让新陈代谢更为活跃，让体温恒定在36.7℃左右，可以吃一些"阳性食物"。一般情况下，颜色较深的食物和含盐高的食物都属于"阳性食物"，如红葡萄酒、生姜、牛蒡、胡萝卜、莲藕、山药、红茶、酱油、咸梅干、萝卜咸菜、乳酪、肉类、蛋类、鱼贝类、掺热水的烧酒、大葱、洋葱、韭菜、大蒜、赤小豆、黑豆、黑芝麻等。下面我们具体介绍几款升高体温、加速新陈代谢的饮食食谱。

吃辣椒升高体温，加速新陈代谢

红辣椒具有辛香味，能去除菜肴中的腥味，营养价值甚高，含有丰富的胡萝卜素和维生素C，具有御寒、刺激食欲与杀菌、防腐的功效，食用辣椒还会升高体温，加速新陈代谢。干煸四季豆就是一道用辣椒做辅料的菜肴。

原料：四季豆500克，猪肉末100克，碎米芽菜50克，干辣椒4只，食用油、料酒、蒜末、姜末、盐各适量。

做法：四季豆摘去老筋，用手掰成长约6厘米长的段，洗净，沥干水分；锅中烧热3勺油，倒入四季豆，用大火炸四季豆，炸至外皮微皱即捞出控油待用；锅中留底油1大勺，放入猪肉末炒散；再加入料酒、碎米芽菜、蒜末、姜末，炒至肉末干酥；加入四季豆与其他调味料，待炒拌入味后，起锅盛入盘中即可。

美容功效：四季豆含蛋白质和多种氨基酸，可健脾胃，与辣椒一起烹调可提高体温，加速新陈代谢。

起司含脂肪和热量，可以升高体温，加速代谢

起司又名奶酪、乳酪、芝士、计司，是牛奶经浓缩、发酵而成的奶制品，因其营养价值极高，因此被誉为乳品中的"黄金"。起司是食物补钙的最佳选择，能增进人体低抗疾病的能力，促进代谢，增强活力，保护眼睛健康并保持肌肤健美；起司中的脂肪和热量比较多，因此吃起司可以提升体温，但却不宜多吃。红薯起司饭就是一道不错的提升体温、加速新陈代谢的美食。

原料：白米1杯，红薯 1个，起司1片，水1杯，盐1小勺，油 1/3大勺。

做法：将白米洗净，加入1杯水，浸泡15分钟；将红薯去皮切丁备用，起司也切成小片备用；将红薯丁、油加入米中，稍微拌一下；放入电饭锅中蒸熟，取出后立即放入起司片及盐拌匀后即可食用。

美容功效：此饭营养价值很高，可以起到提升体温、促进新陈代谢的功效。

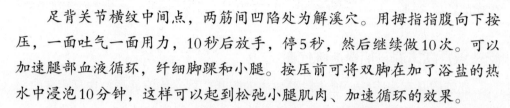

足背关节横纹中间点，两筋间凹陷处为解溪穴。用拇指指腹向下按压，一面吐气一面用力，10秒后放手，停5秒，然后继续做10次。可以加速腿部血液循环，纤细脚踝和小腿。按压前可将双脚在加了浴盐的热水中浸泡10分钟，这样可以起到松弛小腿肌肉、加速循环的效果。

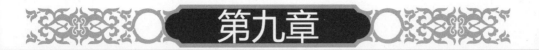

第九章

体内环保人更靓，用食物给自己排排毒

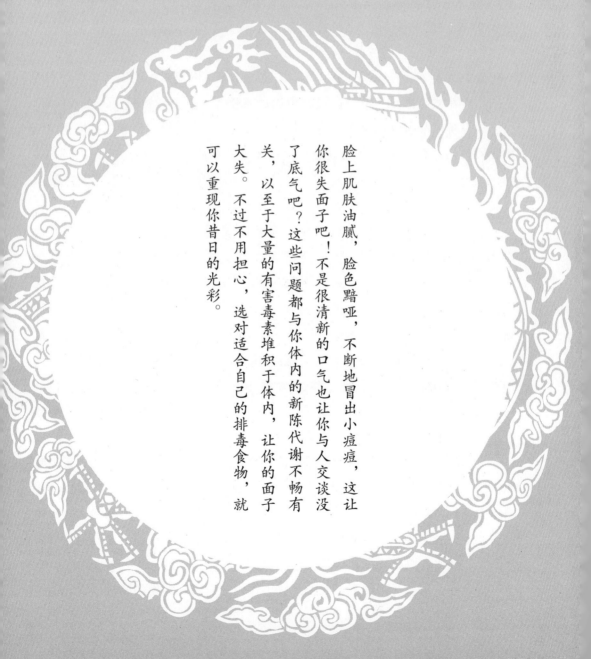

脸上肌肤油腻，脸色黯哑，不断地冒出小痘痘，这让你很失面子吧！不是很清新的口气也让你与人交谈没了底气吧？这些问题都与你体内的新陈代谢不畅有关，以至于大量的有害毒素堆积于体内，让你的面子大失。不过不用担心，选对适合自己的排毒食物，就可以重现你昔日的光彩。

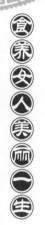

现代人要把饮食排毒提上日程

由于各种原因，在我们体内积蓄了很多毒素，女人也是一样，如果想要健康，想要美丽，就要将排毒提上日程。

由于灰尘、紫外线、引擎废气、工业污染等，以及紧张的生活节奏、高强度的工作压力、抽烟、喝酒、过度劳累、熬夜等，都会导致呼吸、血液循环、消化等系统以及内分泌腺等活动发生异常，从而产生大量的毒素，并堆积沉淀在我们体内，使我们记忆力衰退、面色无华、肌肤不润、体态臃肿、精神萎靡、头发干枯等，让美丽不复存在。因此，爱美的你，想要健康，想要美丽，就要排毒！

由于迷恋上了一款网络游戏，常常已经到了凌晨时分，艾艾还在噼噼啪啪地敲打着键盘玩。但是没过多久，艾艾就显得疲惫不堪，白天上班总是精神恍惚，没精打采。不仅如此，她本来白皙细致的脸上也突然生出不少的斑点，让她很是苦恼。但经不住游戏的诱惑，每每到了该睡觉的时间，艾艾还是不能停止下来。很快，艾艾不是这里不舒服，就是那里不舒服，不是脸上长斑，就是身上起疱。有些医学常识的艾艾，知道是自己长期熬夜导致身体毒素排不出去才影响了自己的容颜和身体，因此她不得不强迫自己舍弃了游戏，恢复了正常的作息规律，而且还通过饮食渐渐让自己的容颜和身体恢复了正常。

不当的生活方式以及饮食习惯，往往会导致阴阳失衡、气血不畅、脏腑功能失调，所以导致毒素无法排出体外。因此若想体内不蓄积毒素，只要保证阴阳平衡、气血和畅、脏腑功能协调，就可以化解、中和体内外的毒素，令身体健康，令皮肤柔润不干燥，令容颜细腻洁净而没有黑色素沉淀。而通过饮食调理阴阳、气血与脏腑功能，则是最佳选择。

很多女性都喜欢用排毒养颜胶囊排出体内的毒素，效果的确也很好，但是一旦停下来，就又出现了毒素淤积的情况。其实每个人都有适合自己的一种排毒方法，服用排毒养颜胶囊只不过是其中的一种方法而已，并不都适用于所有人。倒是通过饮食排毒可以适用于所有的人。

下面我们就来具体介绍几种排毒养颜的食物。

黄瓜美白肌肤，排出毒素的美容剂

黄瓜富含蛋白质、糖类、多种维生素和微量元素等多种营养物质，同时还含有丙醇二酸、葫芦素以及细纤维等成分；黄瓜中的黄瓜酸则起着促进人体新陈代谢的作用，可以起到清热解毒、生津止渴的作用；而所含的维生素C，则有美白肌肤、保持肌肤弹性、防止黑色素形成的功效。因此，黄瓜是非常难得的排毒养颜食物。黄瓜鸡蛋紫菜汤就是一道简单易做的排毒养颜佳品。

原料：黄瓜1条，鸡蛋1个，姜、淀粉、盐、香油、紫菜各适量。

做法：将黄瓜切成片；姜切成片；鸡蛋磕入碗中，搅碎成鸡蛋液；锅中放入清水、姜片烧开；紫菜撕碎放入锅中，放入黄瓜片；水淀粉勾芡，淋入鸡蛋液，最后加盐和香油调味出锅。

美容功效：促进人体新陈代谢，排出毒素，美白肌肤，抑制黑色素形成，有排毒、清肠、养颜之功效。

苦瓜解毒排毒，让美丽前进一大步

苦瓜味甘、性平，有解毒排毒、养颜美容的功效。苦瓜富含蛋白质、糖类、粗纤维、维生素C、B族维生素等营养成分，还含有一种具有明显抗癌作用的活性蛋白质，这种蛋白质能够增加免疫细胞的活性，从而清除体内的有害物质。双菇苦瓜丝就被不少人青睐。

原料：苦瓜150克，香菇100克，金针菇100克，姜、酱油、糖、盐、食用油、香油各适量。

做法：将苦瓜顺丝切成细丝，姜切成细丝；香菇浸软切丝，金针菇切去尾端洗净；油爆姜丝后，加入苦瓜丝、香菇丝及盐，同炒至苦瓜丝变软；将金针菇加入同炒，加入酱油、糖、香油炒匀即可食用。

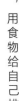

体内环保人更靓，用食物给自己排排毒

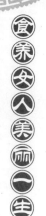
美容功效：增加免疫细胞活性，消除体内有害物质，同时还有降脂、降胆固醇的作用。

姜解毒排毒，细腻光滑肌肤

姜味辛、性微温，含有丰富蛋白质、多种维生素、钙、铁、磷等。姜中所含的姜辣素进入体内后，有很强的抗氧化效果，可防止或减少脂褐素的沉积，预防老年斑，可起到健脾胃、解表、散寒、排毒的作用。同时姜还有利于毛囊孔开放，利于皮脂分泌物的排出，同时还可以促进血液循环，加快皮肤排汗的速度。下面就教大家学做一道猪肉白萝卜姜浓汤。

原料：白萝卜300克，薄切猪腰肉200克，鸡汤块（固体）1/2个，姜、酱油、盐各少许。

做法：将白萝卜洗净切块，猪肉切3～4厘米见方的块，姜切片；锅中放水，将鸡汤块放入煮开，放入猪肉煮熟，加入白萝卜块与姜片，用中火煮到白萝卜变软调味即可。

美容功效：排毒解毒，坚持食用令皮肤细腻光滑。

"花想容"教室

每天晚上可以抽出5～10分钟做做排毒瑜伽！具体步骤如下。

（1）坐在椅子上，左手扶右膝外侧，吸气，右手往后延展，5根手指打开，视线看中指，维持5个呼吸，手往上举再回到原来的位置。

（2）先坐在椅子1/3位置处，双手放在椅子上，紧接着吸气，屁股离开椅子，双手使力支撑身体，头向后仰，维持5个呼吸，再慢慢地回复到原来的姿势。

（3）身体放松，弯腰向下，同样维持5个呼吸，再回到坐姿。

（4）按压一下食指与虎口的交界位置，可帮助抑制食欲。

保证体内环保，先避免毒从口入

想让体内的毒素不蓄积，保证代谢正常，就要少食用容易积蓄毒素的食物，以免"毒从口入"。

忙碌的工作生活，让每一个人都顶着很大的压力，如果再加上不良的饮食习惯，身体素质就会变差，血液循环以及新陈代谢率就会降低，以致身体内的毒素及多余水分不能正常排出体外，令身体和肌肤容颜出现各种问题。

晶晶一直以来，脸上经常会不断地长出痤疮、粉刺等小痘痘，而且便秘、头痛也时常困扰着她，最近更为严重，甚至都影响到了她的上班。一天当萎靡不振的她与同事聊天时，同事跟她开玩笑说："该排毒了。"虽然是玩笑话，但晶晶还是听了进去，她马上请假去看了中医。医生听完她对自己的情况叙述后，问她："你平时是不是喜欢吃一些油腻食物和甜食啊？"晶晶一听立刻点头称是，因为从小到大，她一直偏爱肉类食品和甜品。但令她没想到的是，医生告诉她，正是这些油腻食品和含糖高的食物导致她体内的毒素不停积蓄而又无法全部排出去，所以才导致她的身体以及肌肤和容颜出现问题。

受饮食习惯的影响，晶晶体内的毒素无法被排泄出来，表现在外便形成了痤疮、粉刺、便秘、头痛等。

其实不光是晶晶，随着生活形态与饮食习惯的改变，如今很多女性朋友几乎天天都在将各种容易导致毒素的食物吃进嘴里。这也难怪，因为现在太多的食物被添加了人工添加物，像豆干丝、面肠中的过氧化氢；虾、鱼丸中的硼砂；饮料、甜品中的人工色素、砂糖、防腐剂；以及各种色素、抗生素、黄曲霉素、多环芳香族碳氢化合物等；还有高热、高蛋白、高脂、高糖等食物经肠道细菌分解出的代谢产物，如果得不到及时分解、排泄，都会成为人体内的毒素。因此为了保证有一个清爽畅快的身体，有靓丽的肌肤和容

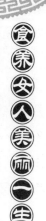

颜，女性朋友就要注意日常少食用高蛋白、高油脂、低纤维、高盐、高糖的饮食，多吃蔬菜和水果，多喝水，以便体内的有害物质能够得到及时分解和排泄。

下面我们就来认识几种排毒养颜的食物。

蜂蜜润肠通便，排毒养颜

蜂蜜味甘、性平，富含维生素B_2、维生素C、果糖、葡萄糖、麦芽糖、蔗糖、优质蛋白质、钾、钠、铁、天然香料、乳酸、苹果酸、淀粉酶、氧化酶等多种营养成分，有润肺止咳、润肠通便、排毒养颜之功效。乌梅虎杖蜜就是一款非常受女性欢迎的排毒养颜之品。

原料：乌梅500克，虎杖250克，蜂蜜1000克。

做法：将乌梅、虎杖洗净，水浸1小时再入瓦罐，加水适量，文火慢煎1小时，滤出头汁500毫升，加水再煎，滤出二汁300毫升备用；将滤出的汁液与蜂蜜入锅中，文火煎5分钟，冷却装瓶即可。每次1汤勺，饭后开水冲服。

美容功效：润肠通便，清热解毒，利胆止痛，养颜美容。

冬菇促进新陈代谢，提升人体排毒能力

冬菇味甘、性凉，含有谷氨酸等18种氨基酸，在人体必需的8种氨基酸中，冬菇就含有7种，同时它还含有30多种酶以及葡萄糖、维生素A、维生素B_1、维生素B_2、烟酸、铁、磷、钙等成分，有益气健脾、解毒润燥等功效。冬菇中的多糖类物质，可以提高人体的免疫力和排毒能力，能够促进新陈代谢，抑制癌细胞生长，增强身体的抗癌能力。接下来我们就学习一道冬菇鸡的做法。

原料：嫩鸡1只，泡软的冬菇若干，姜数片，蒜2瓣，香葱若干，生抽、淀粉、糖、食用油适量。

做法：将鸡斩块用生抽、淀粉、糖腌半小时；冬菇去蒂，沥干水；油烧开，将配料放进去爆香；将腌好的鸡块放入锅内炒2分钟后，加入凉水；将冬菇放入，焖10分钟左右，鸡块熟后即可。

美容功效：加速人体新陈代谢，排毒养颜。

如何才能知道自己体内是不是积蓄了不少的毒素而需要排毒了呢？下面我们就来做个诊断吧。

最近一段时间是不是经常会吃得很多、很饱，还很油腻？

你是不是经常会出现腹泻、便秘以及排便不畅、胀气等消化道问题？

虽然吃了很多，但你是不是依旧感觉浑身没劲、头昏眼花、疲倦怠惰而缺乏活力？

你是不是经常发脾气，口角唇边还经常起泡或易破？

你是不是没怎么吃东西还是感觉越来越胖了？

如果上面的问题你的回答都是肯定的话，那就说明你体内已经积蓄了太多的毒素，确实是需要排毒了，否则你的肌肤与容颜就会遭殃了。

食物中暗藏超级的食物"排毒剂"

与其在各种可能会有损健康的排毒方法上大把大把地扔钱，还不如将心思和时间花在每天的饮食中，既可以排毒，还可以养颜，何乐而不为呢？

如今很多女性朋友都懂得排出体内的毒素可以令自己肌肤柔嫩、容颜美丽、体态窈窕，但是到底是该大动干戈、花重金于无数种可能会给身体带来危

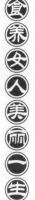

害的排毒药物，还是在每天的饮食中花些心思，多吃一些排毒养颜的食物？恐怕智慧女人都会毫不犹豫地选择后者。

35岁的梅丽为了找回曾经的青春容颜和细腻嫩滑的肌肤，开始关注起各种排毒养颜的产品，但是试了几种之后，并没有获得她想要的效果，而且还花费了她不少的积蓄。其实梅丽早就听说过只要合理饮食就可以起到排毒养颜的作用，但苦于工作的压力，她没有太多时间花在烹饪上。但经过药物排毒失败之后，她开始迷恋上了烹调，找了不少的排毒养颜食谱，然后回家就学着自己做。没想到一段时间过后，她的肌肤果然好多了，虽然没有少女般的细致与光滑，但总归是在好转。于是她信心大增，一日三餐再也不去外面凑合了，就连午餐她也是自己带。

饮食调理，促进新陈代谢，加速身体排毒，这是自古以来就被证实过的。有关专家指出：食物就是很好的排毒剂。下面就介绍几种排毒的食物。

春笋促进代谢，润肠通便

春笋味道清淡鲜嫩，营养丰富，是高蛋白、低脂肪、低淀粉、多粗纤维素的营养美食。常食春笋可以促进新陈代谢，润肠通便，改善便秘症状。有帮助消化、防止便秘的功能。下面介绍一款春笋食谱——芥末春笋丝。

原料：春笋、胡萝卜、白萝卜、木耳、绿豆芽各适量，黄芥末、醋、香油、酱油、盐各适量。

做法：春笋、胡萝卜、白萝卜、木耳分别切细丝，绿豆芽去根，分别焯水，焯水时放少许盐；用大号玻璃杯，先放入春笋丝，然后再依次放入胡萝卜丝、木耳丝、白萝卜丝、绿豆芽，全部放好后倒扣在盘中；黄芥末加醋、香油、酱油和少许盐调成酱汁淋在菜丝上即可。

美容功效：此菜能够促进代谢，可以起到润肠通便、排毒的功效。

木耳吸附杂质，排毒清胃

木耳营养丰富，被誉为"素中之荤"。古书记载，木耳"益气不饥，轻身强志"。木耳中的植物胶质有较强的吸附力，能够将残留在人体消化系统的灰尘杂质吸附，然后排出体外。下面我们就来做一道有排毒瘦身作用的木耳炒百叶。

原料：黑木耳200克，百叶150克，青、红尖椒各30克，姜、盐、味精、色拉油、水淀粉各适量。

做法：黑木耳用温水发开，洗净后切成大片；青、红尖椒去籽后切成块；姜切片，待用；用开水将黑木耳和青、红尖椒焯一下捞起；百叶洗净，切成大片，用开水快速汆一下；锅内放少许油，加姜片炒香，下入全部原料炒2分钟，调味后，用水淀粉勾薄芡即可。

美容功效：减肥瘦身，排毒养颜。

绿豆清热解毒，令你健康美丽

绿豆味甘、性凉，有清热、解毒、祛火之功效。绿豆富含B族维生素、葡萄糖、蛋白质、淀粉酶、氧化酶、铁、钙、磷等多种成分。绿豆具有强力解毒功效，可以解除多种毒素，常饮绿豆汤能帮助排泄体内毒素，促进身体的正常代谢。绿豆汤就是夏季最受女性朋友欢迎的排毒养颜佳品。

原料：绿豆500克，冰糖适量。

做法：绿豆用凉水泡半小时洗净；锅中加水，倒入绿豆，煮开后改用中火煮约半小时；加入冰糖，盖上锅盖，大火煮开，中火继续煮20分钟至绿豆酥烂为止。喜欢喝冰凉绿豆汤的女性朋友可以将其放入冰箱冰镇。

美容功效：清热解毒，美容养颜。

"花想容"教室

每天9～11点，脾经当令，此时无论你是不是上班，都可以跷起二郎腿，用任意一只手攥起拳头轻捶小腿处，连续敲打5分钟，便可以刺激脾经运动，提升脾功能，让长期淤积于脾胃的毒素顺利排出，从而可以得到细致润滑的肌肤。

第九章

体内环保人更靓，用食物给自己排排毒

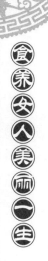

科学吃喝，让你做无毒的靓丽女人

很多爱美的女性朋友都知道通过排出体内的毒素可以做到健康美丽，但如何才能做个无毒的靓丽女人呢？这就需要我们懂得科学饮食。

人体内的毒素如若不及时排出体外，就会导致大量的毒素淤积体内，造成皮肤黯淡无光，肤色变黄，出现斑点等，让衰老的现象提前而至。为了让我们继续保持我们青春靓丽的形象，有姣好的容颜，有细嫩的肌肤，我们就要排毒。

充盈的气血津液能够正常运行于脏腑器官，使各脏腑器官都能正常发挥其功能，皮肤就会红润有光泽，容颜就会健康美丽。可是一旦体内毒素堆积，气血流通不畅，津液运行不佳，就不能滋养肌肤，从而就会令肌肤生痤疮、干燥、长色斑、失去弹性等。所以调整好全身的气血，使身体恢复阴阳平衡，才能达到养颜的目的。这就需要我们在饮食过程中做到以下几点。

少油腻，多蔬菜水果豆制品

有位专家曾说："若想体内无毒，则要少荤多素，少盐多醋。"也就是说，想要"排毒"，就要多吃蔬菜、水果和杂粮，少食高脂肪食物，以便帮助化解和排出毒素，同时还要多喝水，保持大便通畅。高油、高脂、高糖等食物，如果不能被及时消化吸收，并将最后的废弃物排出体外，久而久之，就在体内堆积成毒素。因此饮食中应少些油腻，多些水果、蔬菜以及豆制品和谷物等，这类的食物有助于新陈代谢，可以加速毒素的分解和排出。荔枝就是排毒养颜的佳品。

荔枝味甘酸、性温，富含维生素和多种微量元素，食之有补肾、改善肝功能、加速毒素排除、促进细胞生成、使皮肤细嫩等作用，是排毒养颜的理想水果。冰爽荔枝西米露就是一款排毒养颜的饮品。

原料：西米、牛奶、荔枝各适量。

做法：西米洗净，放入锅内煮，煮至半透明时捞出；再将一锅水烧开，将半透明的西米放进去煮，直至全部透明，将所有开水都倒去；另用小锅煮牛奶，放少许糖，然后将煮好的牛奶倒进西米里一起煮片刻；把煮好的西米牛奶晾凉放进冰箱，直到冰冻，食用前将剥好皮的荔枝放进西米露里即可。

美容功效：清涤肠胃，排毒养颜。

多摄取含有纤维的食物，多喝水

富含纤维类的食物，可以加速胃肠蠕动，有利于毒素快速排出。牛蒡即为一种富含膳食纤维的食物。而水可以令纤维物质膨胀，更能加速胃肠的蠕动。早晨起床后，空腹喝杯白开水，对排毒有益。

《本草纲目》中详载："牛蒡性温、味甘、无毒，通十二经脉、除五脏恶气，久服轻身耐老。"食用牛蒡有明显的降血糖、降血脂、降血压、补肾壮阳、润肠通便和抑制癌细胞滋生的作用。牛蒡清肠汁促进代谢，活血化瘀。

原料：牛蒡原汁400毫升，柑橙汁100毫升。

做法：将牛蒡原汁加入柑橙汁中即可饮用。每天空腹喝1次。

美容功效：促进代谢，活血化瘀，能刺激肠胃蠕动。

选择有助于排毒的食物

饮食中只有多摄入有助于排毒的食物，才能有效排出体内的毒素，避免更多的毒素蓄积体内，从而帮助你减肥和保持靓丽的肌肤和容颜。有利于排毒的食物包括番茄、牛奶、草莓、苹果、海带等。下面我们特别介绍一下海带。

海带味咸、性寒，富含藻胶酸、甘露醇、蛋白质、脂肪、糖类、粗纤维、多种维生素和矿物质等，具有排毒通便的功效，是理想的排毒养颜食物。海带汤就是非常好的既可以减肥又能养颜的美食。

原料：海带50克，冬瓜200克，食用油、盐各适量。

做法：将海带浸泡半小时，洗净切块；冬瓜去皮切块；锅中倒油，油热后倒入冬瓜和海带翻炒2分钟盛出，倒入烧开了水的汤锅里，大火烧10分钟左右，最后加盐即可。

美容功效：促进人体的新陈代谢，抑制糖类转化为脂肪，润泽肌肤，抑制

第九章

体内环保人更靓，用食物给自己排排毒

黑色素形成，消除体内脂肪及胆固醇，美白防斑，减肥瘦身。

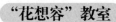

下午1～3点，小肠经当令，此时刚刚吃过午餐，而在午餐后20分钟，用力地后蹬腿，则可以刺激小肠经，让小肠有效蠕动，从而促进毒素的排出。此动作可以解决午后的犯困问题，让下午的生活、工作更有效。

短期禁食，给身体安排一次自我排毒的档期

研究证明，适当短期禁食对女人的身体有很大益处，不仅可以排毒减肥，还能维护身体健康。因此爱美的女性朋友给自己的身体安排一个自我排毒的档期，可以让身体更好地排毒。

身体感觉不适，而且又非常清楚体内的毒素没有排出来，经过饮食或者运动等方法还是无法让身体舒适，体内的毒素还是无法排出体外，这时我们又该怎么做呢？

不知怎么回事，丫丫最近一个星期特别能吃，有时候即使不饿也想吃东西，正餐吃完之后还要不停地吃零食，而且往往是一大碗米饭之后，还要吃一堆的零食。可是没过几天，平时精神百倍的丫丫就像换了个人似的，没精打采，昏昏沉沉，工作当中从来不出差错的她也开始犯起了低级错误。丫丫非常清楚这是几天来大量进食，但却几乎没有排泄造成的。于是她特意在早上早起走路去公司，但最后除了累以外，还是不能缓解便秘的症状。临近周末了，丫丫此时也不像前几天那么想吃东

西了，也刚好，她想给自己的胃一个缓冲的时间，决定在周六这天一粒米也不进，只喝白开水。没想到奇迹竟然发生了，一直便秘的她经过半天的禁食就开始排便了。为了让体内的毒素更快地排出体外，虽然肚子有些饿，但她依然坚持住了。为了不至于让自己虚脱，她特意为自己榨了两杯新鲜的苹果汁。一天过去了，丫丫真的一粒米也没进。第二天起床后又排便一次，丫丫便感觉浑身上下都清爽舒适了。

人体由代谢产生的垃圾，如粪便、尿液、汗液以及二氧化碳等，如果不及时排出体外，长期累积，就会导致人头昏脑涨，肠胃不适。为此我们不妨像丫丫那样尝试短期禁食，给身体有一个充分排毒的机会。

研究证明，适当禁食对女人的身体有很大益处，不仅可以排毒减肥，还能维护身体健康。即使我们日常饮食不像丫丫那样狂吃猛吃，但如果一周内我们能有一天可以禁食，那么也可以收到排毒的效果。

禁食能够激发人体内燃脂激素的运作，虽然它一直都存在于身体内，但往往都处于休眠状态，因此很少发挥其功用。尤其是日常总食用难以被消化的食物，更容易将燃脂激素的功效遮蔽。而禁食能激发燃脂激素去消耗脂肪，让代谢加速，将毒素尽快排出体外，从而达到瘦身养颜的功效。

在准备禁食的当天，我们不妨在早上起床后喝一杯白开水，然后找点感兴趣的事情来做，以便转移想吃饭的注意力；而如果有饿的感觉时，可以像丫丫那样给自己准备适量果汁，分不同的时间段饮用，以免因完全饮用白开水造成代谢过快而引起低糖头痛。要注意在禁食期间不要去小食摊，也尽量在家人就餐时间出外走走，以免自己禁不住诱惑。另外还需要注意的是，在禁食前一天，适量减少主食的量，以水果和蔬菜为主，以便身体各系统在禁食期间能够适应。而禁食结束后的一天，也应该注意不要猛吃猛喝，而遵循少食多餐的饮食原则，而且还应注意控制主食的量，以充分发挥禁食的作用。

下面我们来介绍几种禁食期间可以饮用的汁水。

黄瓜汁

原料：黄瓜2根。

做法：将黄瓜洗净，去皮，切段，然后放入榨汁机里，打成汁即可。

体内环保人更靓，用食物给自己排排毒

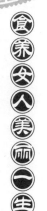

美容功效：黄瓜是很好的排毒养颜食物，禁食期间饮用黄瓜汁，不仅可以缓解饥饿感，还可以促进体内脏腑器官排毒。

鲜柠檬汁

原料：鲜柠檬100克，白糖65克。

做法：将柠檬洗净去皮，压榨取汁，加入白糖即可饮用。

美容功效：柠檬富含维生素C、柠檬酸、苹果酸等，对人体十分有益。维生素C能维持人体各组织和细胞间质的生成，并保持它们正常的生理机能。鲜柠檬汁酸甜适口，能够帮助消化吸收。

"花想容"教室

下午5～7点，很多人都要结束一天的工作了。此时肾经当令，放下手中的工作，在活动区脱下鞋子，让脚底紧贴地面，全身向上提拔的同时，让双脚抓地，坚持3分钟，则可以有效地刺激肾经，让身体内的液体循环达到通畅，毒素也会很快被排出。

隔三差五地吃排毒减肥健康套餐

合理配制一套营养均衡的排毒减肥套餐，不仅可以起到排毒作用，还有利于身体健康。因此想瘦身美容的女性朋友可以静心为自己制订一套套餐。

减肥已经成了目前最流行的时尚，女性朋友更是将瘦身当成了美丽的第一要素。其实排毒，将体内多余的垃圾排出体外，也是减少体重的一种方法。因此很多女性朋友都在施行排毒减肥。但到底该如何操作才能真正达到排毒瘦身的目的，却是很多女性的困惑。其实，减肥也是清除体内垃圾的一种方式。只有在身体得到了全面而良好的调节之后，才能定时、定量地排出身体内的垃圾，才能让身体始终保持正常体重，处于一种平衡的状态中。

排毒套餐主要以蔬菜和水果为主，同时辅以必要的蛋白质及维生素，以保证基础营养。毒素堆积会影响身体健康，导致体重过重；新鲜的蔬菜和水果汁则可以起到体内"清洁剂"的作用，能够排除体内堆积的毒素和废物。鲜果汁和鲜菜汁进入人体消化系统后，会使血液呈碱性，从而溶解积存在细胞中的毒素，由排泄系统排出体外。

能够选择作为排毒套餐的有海带、绿豆、猪血、木耳以及菌类等。这些蔬菜可以按季节食用，夏季可以常喝绿豆汤；冬季用猪血汤来暖身；其他的像海带、木耳和菌类等可以四季食用。这些蔬菜都有促进体内毒素排泄的功效，经常食用可有效地清除体内废物，帮你恢复苗条的身材。

能够选择作为排毒套餐的水果有苹果、橙子、猕猴桃、雪梨等，只要是热量低的都可以选用。另外为了供给身体必需的蛋白质等，可以选择一些果仁类食物。

排毒套餐目的即在清理肠胃、排出毒素，因此其热量都不会很高，不能长期食用，隔三差五地吃一次即可，否则会导致身体营养不良，影响健康。

下面我们就来为大家介绍两套排毒减肥的营养套餐。

排毒减肥健康营养套餐一

早餐：一大杯温水，水果（苹果、橙子、猕猴桃、雪梨等）2个，番茄2个，小黄瓜1条。

上午加餐：酸乳酪250毫升。

午餐：用醋和盐调味的生菜沙拉1份，薏米粥（或者麦片粥、荷叶粥等）1～2碗，复合维生素1粒（餐后服），酸乳酪200毫升（餐后饮用）。

下午茶：高纤维苏打饼干2片，无糖豆浆1杯。

晚餐：水煮菜一碗，猪肉萝卜汤等少油的汤类1～2碗（如午餐一样的粥也可以），清香花草茶一杯（玫瑰蜜枣茶、荷叶茶、乌龙茶等均可，餐后饮用）。

排毒减肥健康营养套餐二

起床：喝一大杯水。

早餐：一大盘蔬菜或新鲜水果。

上午加餐：两个杏仁和核桃。

午餐：蔬菜沙拉（不用高热量的沙拉酱，而用由醋、盐调制的低热量沙拉酱）或是海带（菠菜、芹菜等蔬菜也可以）汤。

下午茶：吃少许干果或果仁。

晚餐：绿豆汤或绿豆稀饭，蔬菜沙拉或者糙米稀饭。

睡前：一杯脱脂奶。

"花想容"教室

干刷皮肤可以起到美容又瘦身的功效。做法：用天然刷子或丝瓜络朝大肠方向刷皮肤，它能去除身体的老废角质，并刺激血液循环。干刷之后的皮肤可以直接淋浴，不必使用肥皂。

茶饮把"排毒养颜胶囊"赶出去

花草（果）茶因其纯净健康，广受大众欢迎，更是深得爱美女性的青睐。不同的花草茶，有不同的神奇功效，排毒养颜茶饮就是爱美的女性非常不错的选择。

"排毒"这个词，如今被炒得沸沸扬扬。其实，如今的生活水平提高了，大鱼大肉张嘴就来，高脂、高糖饮食应有尽有，随便一个小吃可能就会导致你的消化系统紊乱，从而令排泄不畅，令代谢缓慢，这就造成了体内毒素的大量积累，此时无论是身体健康，还是肌肤与容颜，都会出现诸多的不适，这时排毒就迫在眉睫了。

寒冷的冬天终于过去了，这对于整天怕冷而待在家里的陆丽可谓是一种大大的解脱。然而在春暖花开的日子里，陆丽并没有感到温暖，更多的还是烦恼，原来是她的脸上不断地起痘痘，口疮也一直没能离开过她，不仅给她的进食造成了影响，还严重影响了她的美丽。但烦归烦，为了减少痛苦，也为了让美丽重新回来，陆丽还是去看了中医。医生一看她的状况，张口就说："整个冬天都没怎么活动吧，又逢过年，肯定也是大鱼大肉不断。你体内的毒素积蓄过多，现在关键的是排毒，毒素排出体外了，你的症状也就消失了。回去吃些清淡的食物，另外多喝些茶，能够加速改善你的症状。"陆丽听了医生的分析觉得非常有道理，因为她整个冬天下楼都没超过10次。她不明白为什么医生会让她喝茶，不过她回家还是照做了，没想到两天过去，她不但口疮没有了，就连脸上的痘痘也开始慢慢消退了。

茶叶性凉、味甘苦，有清热除烦、消食化积、清利减肥、通利小便的作用。古书中记载："神农尝百草，一日遇七十二毒，得茶而解之。"这就说明茶叶有很好的解毒作用。茶叶含有多种营养物质，而且其中所含的活性物质——茶多酚，是一种天然抗氧化剂，具有解毒作用，同时还可清除活性氧自由基，能够起到保健强身和延缓衰老的功效。在上述例子中，医生让陆丽喝茶，正是利用了它的解毒作用，加速了陆丽体内有毒物质的排泄，从而将她一冬天积蓄在体内的毒素清除干净了。

花草（果）茶因其纯净健康，广受大众欢迎，更是深得爱美女性的青睐。不同的花草茶，有不同的神奇功效，爱美的女性朋友不妨合理搭配一些排毒养颜茶饮，使自己永远都能拥有一个轻盈的身体。下面我们就介绍几种排毒养颜茶。

明目健脾茶

原料：菊花5克，枸杞子5克，大枣2～3颗。

做法：将枸杞子和大枣清洗干净，稍稍掰碎；将枸杞子、菊花、大枣放入

壶内，加入温水，清洗后倒掉水；冲入热开水，10分钟后便可饮用。

美容功效：清肝明目，排毒健身，健脾益肾，清热降火，养血润肤。

葡萄冰绿茶

原料：葡萄10颗，茉莉花茶5克，冰块2块，冰糖适量。

做法：用开水冲泡茉莉花茶，静待5分钟后除茶渣；葡萄切成两半，去籽，连皮一起用果汁机打成汁；将泡好的茉莉花茶与葡萄汁混合，最后放入冰块和冰糖即可。

美容功效：中医认为，葡萄能滋养肝肾，生津液，健脾补气血，舒缓疲劳，减轻压力；茉莉花有理气止痛、温中和胃、消肿解毒、通便利水、清肝明目、润肤香肌、抗衰老、强化免疫系统的功效。常喝此茶可起到滋养肝肾、排毒养颜之功效。

祛湿排毒茶

原料：薏米30克，绿豆60克，绿茶1克，蜂蜜、水适量。

做法：将薏米、绿豆清洗干净，放入锅中；倒入300克水，大火烧开转小火煮15～20分钟；加入绿茶，再煮1分钟；将茶汁滤出，温热后调入蜂蜜即可饮用。

美容功效：此茶有祛除体内湿气、排除因水分滞留导致的体内毒素之功效。常饮此茶可以收到瘦身养颜之功效。

"花想容"教室

红糖具有排毒滋润的作用，可以直接食用，也可以制成面膜。现在我们就为大家介绍一种由红糖和蜂蜜制作的面部排毒磨砂膏，可以令肌肤健康红润。具体做法如下：将一小勺的红糖倒入搅拌碗里；倒入三倍于红糖的蜂蜜，如果自身皮肤细腻，可多添加蜂蜜；搅拌均匀，放置5分钟沉淀一下，用上面一层溶入了红糖的蜂蜜轻轻按摩清洁并湿润了的脸部肌肤，3分钟后冲洗掉即可。

"后花园"健康决定女人之美，
用饮食帮你吃掉"难言之隐"

各种妇科病会像恶魔一样笼罩着女人的一生。所以要注意保护好女人的『后花园』——生殖系统。如果你还不明白如何保护你的脐下三寸之地，那么你就得努力学习这方面的知识了。本章将引导女性朋友，用饮食来呵护生殖系统，获得健康的美丽。

女人要美丽，不要忽略脐下三寸地——"后花园"

女人如花，需要精心滋养与呵护。然而近年来，各种女性疾病包括阴道感染、子宫肌瘤、宫颈糜烂、卵巢囊肿等无孔不入，不仅侵蚀着女性健康，还成为了女性美丽的灰色杀手。因此女人要美丽，就要呵护好"后花园"。

精心滋养与呵护的女人才能如花一样绽放出无限的美丽。但是一旦女人的脐下三寸地养护不好，各种妇科病就会缠身，不仅会影响身体健康，还会影响女人的容颜。

小柯清新靓丽，无论走到哪里都充满了青春活力和阳光般的微笑。可是一次不慎怀孕后，小柯做了流产手术。就是这次手术，让小柯失去了以往的活力和靓丽。自从流产手术后，小柯的小腹部就总是隐隐地疼，而且白带比手术前要多很多，本来很规律的月经也是每个月都往后拖好多天。脸上也不像以前那样光滑洁净了，多了不少的斑斑点点。后来她看医生才得知，是流产手术导致了附件炎等问题。

女人如花，只有精心呵护才能娇艳而美丽。但是女人的脸是花，而脐下三寸地才是女人的"后花园"，只有将整个花园护理好了，花朵才能健康盛放。一个女人，一旦患上妇科病，患上盆腔炎、附件炎、宫颈炎、阴道炎以及月经不调，有包块和瘀血等，直接影响到肌肤和身材，此时就算再好的化妆品也无济于事。

"后花园"不健康，除了平时卫生原因外，还因为身体太冷。

身体冷，尤其是脐下三寸地冷，就会导致很多不适：血行不畅、手脚冰凉、痛经等。一旦血行不畅，不能滋养润泽肌肤，面部还会长斑斑点点，肌肤就会暗淡无光，缺少生气。而且脐下三寸地的生殖系统，如果长期处于冷的状态中，它就会采取自我保护措施——用更多的脂肪来为自己保温，也就是在小腹部会长出很多的肥肉。因此女性朋友一定要注意给"后花园"保暖，给整个身体保暖，让气血运行顺畅。

　　女人的身体之所以冷，很大一部分原因是饮食问题。为了保持苗条的身材，很多女性朋友都以蔬菜水果来充饥，而少了食用脂肪类和蛋白质类的食物，如肉类和蛋类等。而且女性都喜欢一些冷饮，如雪糕、冰饮料等，长期食用这些食品都会让身体变冷。另外，很多女性尤其是南方的女人，还喜欢喝凉茶，虽然脸上的痘痘少了，但是身体冷了，其他的问题又出现了。为了呵护好我们的"后花园"，我们在饮食上还需要注意以下几点。

肉类等脂肪类食物补虚养身，气血双补

　　含脂肪的红肉，如牛肉和羊肉等，不仅可以供给人体必需的脂肪，让身体温暖，还可以有效避免女性贫血。下面我们就介绍一道家常菜——葱爆羊肉。

　　原料：羊肉片250克，大葱1根，酱油、米醋、白糖、盐、香菜各适量。

　　做法：先将大葱切成斜片，将香菜洗净后切成约3厘米上的段儿，备用；油锅加热到五成热时，放入羊肉片迅速翻炒；看到羊肉片开始变白时，放入大葱，加入酱油、白糖、盐，翻炒均匀，直到肉片全部变白；羊肉炒熟后，淋入米醋，放入香菜段翻炒均匀后立即出锅。

　　美容功效：壮腰健肾，调理肢寒畏冷，补虚养身，气血双补。

温性食物活血化瘀，排毒养颜

　　很多女性朋友月经不调，每次月经期都会出现很多的瘀血块，这跟平时喜食寒凉食物有关。因此身体多寒凉的女性要特别吃一些热性的食物，如红肉、生姜、红枣、动物血、糯米酒等。另外，平时不要喝太凉的东西，而应多喝热饮。下面我们就介绍一下鸭血粉丝汤的做法。

　　原料：鸭血、豆腐泡、粉丝、葱姜、花椒、干辣椒、香菜、胡椒粉、香油、食用油、高汤、盐、味精各适量。

　　做法：鸭血洗净切块，豆腐泡切开，粉丝剪段；炒锅加油烧热，放入葱、姜、花椒、干辣椒炒香；倒入豆腐泡、鸭血翻炒；加高汤或者清水，放入粉丝烧透后，加盐、味精调味；出锅撒香菜、胡椒粉和香油即可。

『后花园』健康决定女人之美，用饮食帮你吃掉『难言之隐』

美容功效：鸭血铁含量较高，并且容易被人体吸收，不仅可以防止贫血还可以帮助清除肠道内垃圾，具有排毒功效，能够令肌肤红润细腻。此汤暖身暖心，常食可以活血化瘀，加速气血运行。

"花想容"教室

当"后花园"没被护理好时，脸上经常会出现斑斑点点，此时女性朋友经常用牛奶来敷脸。但是由于牛奶中含有脂肪，用后又很容易起痘痘。因此为了降低牛奶脂肪的含量，可以自己做半脂奶：将牛奶放在微波炉里加热后冷却，上面会形成一层膜，那就是脂肪，揭掉它便可以去掉一部分脂肪，过一会儿再揭一层，牛奶基本上就不含脂肪了。这样你就可以控制牛奶的含脂肪量了。

多吃理气化瘀的食物，
让"后花园"气血充盈人无瑕

脸上长斑跟血液运行不畅有很大关系，多吃活血化瘀的食物，呵护好"后花园"，气血充盈，运行顺畅，就会让你的脸洁白无瑕。

就算你天生丽质，如果体内血液运行不畅，那么斑斑点点找上你，也会消减你的美丽姿容。秋硕就是这样一个人。

秋硕身材娇小，眉眼精致俏丽，皮肤姣好，属于天生丽质的那种女孩子，上学期间一直是校花。但是刚刚30岁的她，脸颊、鼻翼旁以及眼睛下面长出了不少的斑点，而且势头还越来越猛，似乎不将她的整张脸长满就不罢休。当人问及她原因时，她将其归为了年龄，说可能是年龄大了的缘故。但是一次在与一位营养师聊天中，她被告之脸上的斑跟年龄没有关系，可能与她的生理有关。她这才想到，近几年一直正常的月经时有时无，而且一来月经就会腰酸背痛，有大量的瘀血块。

和秋硕一样，很多女人脸上长斑都和气血运行不畅有关。秋硕月经不调，有瘀血块，其实跟血流不畅有很大关系。血液循环不畅，就会导致血瘀，营养物质不能被输送到肌肤，肌肤就会晦暗萎黄，长出黄褐斑、暗疮等，而且还会出现情绪急躁、心情郁闷以及月经不调等症状。

中医认为，无论是黄褐斑、雀斑还是色素斑等，都与人体"气血不和"有关。"气行则血行，气滞则血瘀""气为血帅"，气有推动血流的作用，气滞而血液流动也会停滞，进而就造成血液循环不畅。气顺了，也就达到了活血化瘀的目的。而"血得热则行，得寒则凝"，因此在饮食调理上就需要注意忌食寒凉，多食用活血化瘀、理气活血的温性食物，如葡萄、柠檬、葡萄柚、凤梨、橄榄、山楂、韭菜、洋葱、山药、大蒜、葱、姜、甘薯、番茄、茄子、白花椰菜、香菇、蘑菇等。下面我们就具体看几道理气活血的食谱。

韭菜红糖饮

原料：鲜韭菜30克，月季花3朵，红糖10克。

做法：韭菜择洗干净，切段；月季花洗净，和韭菜段一起榨汁去渣；最后加入红糖调味即可饮用。最好用黄酒冲服，服后俯卧半小时。

美容功效：理气活血，化瘀止痛。

玫瑰猪蹄

原料：玫瑰花15克，山楂30克，猪蹄1只，黄酒30克，生姜、红糖、盐各适量。

做法：将猪蹄洗净，切成6～7块；其他材料洗净；将诸味同入锅，加清水1000毫升，用小火煮2小时，去药渣，加盐再煮5分钟，加糖调味收汁即可食用。

美容功效：理气通经，活血化瘀，美容养颜。

『后花园』健康决定女人之美，用饮食帮你吃掉『难言之隐』

乌鸡汤

原料：乌鸡1只，北芪、党参、五味子、花雕酒、食用油、盐适量。

做法：洗净宰好的乌鸡，去皮，起出鸡肉，再切片；肉片用少许盐、油腌好；热锅放2汤勺油，下鸡骨架略煎，再放入已煮开清水的瓦煲里，下北芪、党参和五味子，文火煲1小时；转大火，淋入花雕酒，下盐，放鸡片，灼熟即可，喝汤吃肉。

美容功效：乌鸡肉质鲜嫩，是很好的药膳食材，有行气活血、增强抵抗力之功效，对女性血气不调、畏冷有很好的滋补效力。此汤味道鲜美，配以北芪、党参和五味子，更加强了行气活血之功效，对畏寒肢冷之女性有很好的调理作用。

黄芪红枣茶

原料：黄芪皮15克，红枣5枚。

做法：将上述材料一并放入砂锅中，加入适量的清水，用武火烧开后，改用文火煎煮约15分钟即成，代茶饮用。

美容功效：行气活血，暖宫丰胸。

糯米酒

原料：糯米、酒曲各适量。

做法：糯米淘洗之后，泡上5～6小时，上笼旺火蒸20分钟，打开盖子，把糯米打散，淋些水，然后盖上继续蒸；把蒸好的糯米取出，搅散，待自然冷却到30℃左右时，取一个干净的容器，放一层米撒一层酒曲，如此反复，最上面一层也要撒酒曲；全部撒完之后，压实，并在中间掏个洞，洞里也要撒酒曲；盖好盖子，用塑料袋包裹好，放在温暖的地方闷盖3天即可。

美容功效：糯米酒酥软醇香，有行气活血之功效。

"花想容"教室

玫瑰精油能调整女性内分泌，滋养子宫，缓解痛经，改善性冷感和更年期不适，尤其具有很好的美容护肤作用。自制玫瑰精油淡斑面膜，大大发挥了玫瑰精油的美容功效。

当归粉、桃仁粉、白芷粉、绿豆粉、白茯苓粉、白及粉各50克，混合后装瓶备用，玫瑰精油适量；取混合好的中药粉1小勺放入碗中，加入玫瑰花和适量水调匀；再加玫瑰精油3滴混匀；调好以后用小刷子将此淡斑面膜均匀涂于脸上，20～30分钟后洗净，每周2～3次。可以起到活血化瘀、淡斑活肤、美白润肤之功效。

少寒凉多暖食，不虐待"后花园"，人就能变美

阳虚质的人一般都宫寒，宫寒就很容易显老。因此为了让"后花园"不受寒冷侵袭，就需要调理阳虚体质，少吃寒凉饮食。

身体里有阳气，我们的肢体、脏腑才会感到温暖；如果阳气不足，就很容易导致脏腑功能减退，出现虚寒征象，"后花园"也跟着受冷。

张鸣是一个非常怕冷的女孩儿，每当烈日当头，人们美美地享受凉爽的空调风时，她都会远远地躲开空调，身上还要加一件外套。为此她引来了同事不少的奚落。但只有她自己知道她到底有多冷。

其实张鸣显然是典型的阳虚质之人，还不仅如此，她的手脚还会一年到头冰凉。阳虚会导致很多不适症状，表现在生殖系统最为明显的就是——宫寒。

这里的"宫"不是单纯指子宫，中医所说的子宫与西医所说的子宫不同，前者的范围更大，包括整个妇女生殖系统和相关的功能。女人宫寒，也就是说整个生殖系统及其相关功能就会严重低下。

有关专家说："子宫是女人身体里最怕冷的地方，受到寒冷的刺激，就易因寒冷邪气侵袭而出现宫寒。"很多宫寒的女性都会在来月经时感觉到腹痛、腹

凉，甚至全身发凉，有些还会感觉到气短乏力、下肢或周身浮肿，有的还出现失眠、多梦、头痛、头晕等症状。面色苍老、神情疲倦、脸色铁青，看上去比实际年龄要老很多。造成宫寒的原因很多，除了先天阳虚质外，不良的生活方式，如爱吃冷饮、贪凉，将空调温度调得过低或是为了漂亮穿露脐装、冬天衣着单薄等，都可能会导致宫寒。另外，过度疲劳或情绪变化也会损伤身体阳气。

女人如果不想宫寒，在饮食方面就要少吃食性寒凉的食物，又要避免吃温度太凉的食物，就算在夏天也不能随意吃冷饮和冰镇食品。中医有句古话，"天之大宝，只此一丸红日；人之大宝，只此一息真阳。"如此宝贵的阳气，本来我们体内就缺乏，怎么还经得起冷饮冷食的压制呢？因此聪明的女人，为了自己的健康和美丽，要少吃寒凉之品，多食用如牛肉、羊肉、韭菜、生姜、核桃、枣、花生、荔枝、榴莲、樱桃等温性食物。下面我们就介绍几道调理阳虚质、暖宫的食谱。

羊肉炖当归北芪

原料：羊肉500克，当归、北芪各15克，干姜10克，酱油、盐、糖、黄酒、清水各适量。

做法：羊肉洗净，切块，放砂锅中，并放入洗净的干姜、当归、北芪，以及酱油、盐、糖、黄酒、清水，烧至肉烂。可常服。

美容功效：温中补虚，益气摄血。适用于气虚所致月经量多、色淡质虚、面色无华、神疲气短、懒言、舌质淡、脉弱无力。

玫瑰豉油鸡

原料：新草母鸡、玫瑰露酒、生抽、加饭酒、干辣椒、香叶、豆豉、芹菜、洋葱、鱼露、胡椒粉、姜、味精、冰糖。

做法：洋葱、姜切块；把干辣椒、香叶、豆豉放在布袋里，放入100克的水中浸泡片刻，之后与芹菜、洋葱块、姜块一起上笼蒸20分钟；把蒸好的"布袋"、芹菜、洋葱块、姜块取出。汁留锅里，加生抽、加饭酒、鱼露、冰糖、味精、胡椒粉，烧开、冷却后，加入玫瑰露酒成玫瑰豉油汁；鸡洗净后过水取出，去颈，将鸡切成四大块，放入玫瑰豉油汁中，最好水能够没过鸡块，用小火煮1

小时以上，期间将鸡翻动两次，让它均匀地沾上调料，食用时切块装盘。

美容功效：常吃可补血益气、暖宫，滋阴养颜。

暖宫汤

原料：当归50克，金银花15克，红枣10颗，黑豆1把，红糖100克，鸡蛋4枚。

做法：当归和金银花用纱布包好和红枣、黑豆一起放锅中像煮药一样煮，煮至汤汁够两碗就行；鸡蛋洗干净，煮一会儿后敲碎蛋壳，像煮茶叶蛋一样再煮，直到汤汁收到一碗即可。饮汤吃红枣、黑豆和鸡蛋。

美容功效：暖宫活血，促进血液循环和新陈代谢，有美容养颜之功效。非常适合想怀孕的女性朋友饮食。

"花想容"教室

月经期女性尤其是痛经的女性更要食用暖食，老姜是最好的选择。在感觉日子快到或第一天痛时，将老姜削成薄片（姜皮一定要保留），尽量多几片，越辣越好，加几勺红糖。不用担心热量，女人在此期间不会胖。还可以再加一点红枣和桂圆，用开水泡姜茶喝，趁热喝，喝出一身汗来后，痛感就能立刻减轻。

从食物中选择"抗生素"，做"后花园"无炎的美人

滥用消炎杀菌的抗生素大多会产生副作用，使病原微生物不断地变异，直到产生耐药性。而有些食物本身就有消炎杀菌作用，还不会有副作用产生。爱美的女性朋友呵护"后花园"应多选择有"抗生素"作用

第十章 "后花园"健康决定女人之美，用饮食帮你吃掉"难言之隐"

的食物。

　　很多女人当"后花园"出现问题，如瘙痒、白带增多时，就会用一些有消炎杀菌作用的抗生素解决。但很多时候，往往抗生素用了不少，症状却没有缓解。

　　最近王女士总是感觉自己的私处有些瘙痒，可又碍于面子，不好意思去看医生，于是王女士就自己在网上查了查所谓的治疗方法，然后到药店买了点抗生素类的药物服用。可是谁知，药是吃了不少，但瘙痒的症状却不断地加重，还严重影响了王女士的日常工作和生活。不得已，她只好到医院就诊。经过一番检查后，医生告诉她患的是霉菌性阴道炎，不是什么严重的病，但是由于她前期滥用抗生素，反而使阴道环境改变，使病情加重了。

　　"后花园"有了炎症，都会给女人带来一定的困扰，从而也会影响女人的美丽。有了炎症，很多人都会像案例中的王女士一样自行服用一些抗生素类的药物，认为这样就可以起到消炎杀菌的作用。殊不知，滥用抗生素会给自身健康带来更大的烦恼。

　　滥用抗生素会产生很多副作用。首先，就是会诱发细菌耐药性。病原微生物在熟悉一种药物后，为了躲避药物的攻击，会不断变异，直到耐药菌株形成；目前几乎所有的抗菌药物都存在耐药现象。其次，抗生素在杀菌的同时，还会不同程度地影响肝、肾功能，扰乱胃肠道环境，从而影响其功能发挥。另外，抗生素还会引起再生障碍性贫血。长期使用抗生素，还可能会导致二次感染。总之，要谨慎使用抗生素。尤其是女性朋友，一旦患了妇科炎症，尽量不要擅自用药，一定要到正规的专业妇科医院就诊，在医生的指导下进行治疗。

　　事实上，抗生素并非只有通过注射或者服用药物才能获得，我们日常生活中很多食物都含有抗生素成分，同时含有多种维生素、矿物质等，既能抵抗体内病菌，又不至于破坏人体内的有益菌群。在妇科炎症不是很严重时，智慧的女性朋友应该重视起这些天然抗生素的作用。下面我们就具体介绍几种有消炎杀菌作用的食物。

马齿苋饮清热解毒，利湿止带

马齿苋不仅含有丰富的营养素，还含有丰富的天然抗生素，能够起到抑制并杀死消化道黏膜的大肠杆菌、痢疾杆菌等作用，改善恶心、呕吐、腹痛等症状，同时还能够有效减轻皮肤红肿、毛囊感染等症状。马齿苋饮是一道主治细菌性阴道炎的美食。

原料： 马齿苋50克，蜂蜜25毫升。

做法： 将鲜马齿苋洗净，冷开水再浸泡一会儿，切小段，搅拌机搅烂，榨取鲜汁，加入蜂蜜调匀，隔水炖熟即可，分2次饮用。

美容功效： 此饮清热解毒，利湿止带，主治细菌性阴道炎中的证属湿热或热毒内盛者，防治生殖道炎症。想要拥有无炎的烦恼，可多食马齿苋。

萝卜抑菌杀菌，清热解毒

萝卜中含有大量"干扰素诱生剂"，这是一种抗病毒性的物质，能刺激人体产生干扰素，对病毒性疱疹等疾病有着较好的防治作用。值得提醒的是，萝卜生吃最好，因为在咀嚼过程中能够促进有效成分较大程度地释放。苦菜莱菔汤就是一款主治盆腔炎等妇科病的食疗汤品。

原料： 苦菜100克，青萝卜200克，金银花20克，蒲公英25克。

做法： 将苦菜洗净切段；青萝卜洗净切块；将所有原料共煎煮，去药后吃萝卜喝汤。

美容功效： 此汤清热解毒，主治盆腔炎，属湿热瘀毒型——发热、下腹胀痛、小腹两侧疼痛拒按、带下色黄量多、舌质红、苔黄、脉滑数。

"花想容"教室

鼻子黑头与女性的"后花园"护理不佳也有关系。下面就为大家介绍一种去黑头的简单办法：将一个鸡蛋的蛋清滤出，用撕好的薄薄的化妆棉浸湿，稍沥干后贴在鼻头上。10～15分钟后，待化妆棉干透小心撕下。每天定时做1次，直到黑头消失。

除了蛋清可以去黑头，鸡蛋壳内的薄膜也可以去黑头，将它小心撕下来贴在鼻头上，等干后撕下来，也是比较不错的办法。

白带有异常，人也黯淡无色，用食物来对付

白带异常，不仅预示着出现了妇科疾病，还会令娇艳的女人黯然失色。而食物则可以改善白带的异常情况，还女性姣美的容颜。

都说"女人如花，花似女人"，女人一定要认识到自己的美丽和娇嫩，应像呵护花儿一般用心呵护自己。白带是女性身体健康的晴雨表，正常情况下白带量少，而处于月经周期时会透明、量多。一旦白带突然增多量大、有异味或伴有外阴瘙痒，便属于病态。这就需要女人提起注意，该是好好呵护自己的时候了。

小李今年31岁，近两个星期以来，白带量比以前明显增多，像月经来潮一样一阵阵流出。颜色还发黄，时不时地还能闻到发臭的异味，而且感到腹部有下坠的感觉。不仅如此，最近她的脸色特别难看。她知道是自己生病了，但又不确定是哪里的原因，于是就来看医生。经过一系列诊断，医生最后确定她患了宫颈炎。

人们常说"十女九带"意即"带下病"很普遍，很多女性朋友都有带下病。其实白带是女人不可或缺的"益友"，又是女人"后花园"的"卫士"，它是阴道分泌物，起着润滑剂的作用。如果白带有异常，出现量多、色深、有异味等症状，就表示身体健康出现了问题，需要及时到医院找到根结，然后加以治疗和调理。

中医认为白带是人体的一种"阴液"，由脾运化，肾闭藏，任、带二脉管理、约束。肾气充盛、脾气健运、任脉通调、带脉固束时，阴液布于胞中、润泽于阴部，则"津液常润"，这就是生理性的带下，不是疾病。如果肾气不足、脾运失健、任脉失固、带脉失约，则会出现带下过多，或见色、质异常，气味秽臭，并有局部瘙痒、灼热、疼痛，或伴腰酸、小腹胀痛等症状时，这时白带又成了女人健康问题的"代言人"，它提示了内分泌失调或生殖器官炎症。

白带异常就需要选择就医，但同时还要进行科学的饮食调理，以达到彻底治疗的效果。专家指出，白带异常要少食辛辣和油腻生冷之品，多进食一些益脾补肾和清热利湿的食物，如莲子、大枣、山药、薏米、冬瓜仁等；因脾虚和肾虚导致的白带量多、质稀，要多食用扁豆、白果、蚕豆、绿豆、豇豆、黑木耳、胡桃肉、淡菜、龟肉、芹菜、芡实、荠菜、乌鸡、石榴皮、乌贼骨、鸡冠花、马齿苋、石榴、鳜鱼、赤小豆等。下面我们就来介绍几款清热利湿、益脾补肾的营养食谱。

红杞乌参蛋

原料： 枸杞子15克，白果7枚，乌参2只，鸽蛋12个，干淀粉、食用油、鸡汤、酒、姜、盐、水淀粉、味精各适量。

做法： 枸杞子洗净；白果剥去壳；乌参用凉水浸泡胀发后，从中间剖开，去除肠子，洗净后在开水中氽二遍；鸽蛋煮熟，剥去壳，滚上干淀粉，在油锅中炸成金黄色；炒锅内注入鸡汤，放入乌参、酒、姜、盐，煮开后撇去浮沫，移文火煨40分钟，加入鸽蛋、枸杞子、白果，再煨10分钟，水淀粉勾芡，加味精而成。

美容功效： 清热利湿，益脾补肾，可有效改善白带异常症状。

扁豆止带液

原料： 白扁豆30克，淮山药30克，红糖适量。

做法： 白扁豆用米汤水浸透去皮，同淮山药共煮至熟，加适量红糖，每日服2次。

美容功效： 清热利湿，适用于因脾虚引起的白带量多、质稀。

莲子芡实粥

原料： 莲子100克，糯米50克，芡实100克，鲜荷叶50克，冰糖适量。

做法： 将莲子去心洗净；糯米淘洗干净；将莲子、糯米、芡实、鲜荷叶共煮粥，快熟时将冰糖加入，煮至溶化后即可。每天食用1次。

美容功效： 此粥适用于因肾虚引起的白带清冷、量多、质稀、终日淋漓不

『后花园』健康决定女人之美，用饮食帮你吃掉『难言之隐』

断，以及腰酸如折、小腹冷痛、苔薄白、脉沉迟等症状。

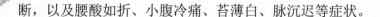

"花想容"教室

体内淋巴液与血液循环是否通畅，会影响身体对于废物、毒素等物质的排出速度，同时也会影响女人的"后花园"健康，导致白带异常。如果每天在看电视时，从四肢末梢朝心脏方向捏捏按按，不仅可以推动淋巴及血液流动，使肌肉的代谢旺盛，为细胞提供更多促进代谢的营养素和帮助脂肪燃烧的氧气，同时还可以加速排出废物，有利于改善白带异常症状。

喝足水灌溉"后花园"，让女人水水嫩嫩

都说女人是水做的，不仅要眼睛水汪汪，还要脸蛋水灵灵。补水滋阴，让自己永远水嫩，是女人一生要做的功课。

水分充足的女人，皮肤总是水水的。喝水太少会影响女性的容颜和肌肤，米雪就遇到了因喝水太少而引起的肌肤问题。

米雪一直以自己的姣好肌肤为荣，因为看着大家都在为肌肤花"大代价"折腾，自己则每天早晚清洁两次就可以让肌肤靓丽，细致而滑嫩。但是不知道是什么原因，刚过了32岁生日的米雪，突然感觉自己的皮肤总是干巴巴的，这天她仔细照了照镜子，发现自己脸上生出了不少的细纹，这让她极为痛苦。她实在想不出润滑的肌肤为什么会突然"变质"了，因为她身体没有感觉一点不适，甚至平时连感冒都很少，而且她从来不乱用化妆品。就在她异常苦恼之时，同学给了她答案——平时喝水太少！

水是最好的美容品和营养素。每天饮水不足，体内阴液缺乏，皮肤饥渴，

细纹、粗糙就开始找上肌肤了。每天需进水2000毫升左右才可以满足身体的水平衡需要。而人体内的水约20%都蕴藏在皮肤中，据测定，皮肤的含水量是其自身重量的70%，如果没有充足的水分，皮肤当然会出现衰老现象。

其实不仅是肌肤，女人的"后花园"同样需要水分的滋养。像正值青春发育阶段的女性，生殖器官还不完全成熟，油脂分泌过剩，就容易生粉刺等；此时就特别需要注意多喝清水或绿茶，尿液增多，就可以促进脂质代谢，从而有效减少面部渗出的油脂，减少粉刺的产生。而到了30岁以后，生殖系统的各项功能呈下降趋势，皮脂腺分泌的油脂慢慢减少，皮肤容易干燥；此时的女性朋友更应该注意多喝水，尤其是每天早上起床后饮一杯（200～300毫升）温开水，则可以缓解皮肤干燥的症状。因此不管多忙，不管多不愿意饮水，爱美的女性都要喝足水。

多喝温开水和汤水，因为温水更容易让肌肤充分吸收，以保持丰满润泽的状态。另外每天除了饮用水以外，还需要在日常饮食中多吃含水量多的食物，如冬瓜、番茄、荔枝等。

另外每天要补给水分，为了保持体内的水分平衡，还不能让水分损耗过度。这就需要我们在日常饮食中要多加注意，因为很多东西会损耗体内的水分，像太咸、太辣、太苦、太甜、太冷的食物等，都会损耗体内的阴液。像很多女孩子都喜欢辣火锅、水煮鱼等，吃的时候越辣越过瘾，殊不知，这些味太重的饮食吃得越多，体内的阴液损耗越大。因此我们应尽量饮食清淡，少吃五味太重的食物。

接下来我们就介绍几款补水食疗方。

荸荠茅根汁

原料：鲜茅根100克，荸荠120克，冰糖适量。

做法：将鲜茅根清洗干净，放入锅内，加清水适量，熬煮半小时，去渣取汁；将荸荠去掉外皮后，放入榨汁机内榨汁，和熬好的茅根汁混在一起，然后再放入锅中小火煮5分钟，最后调入冰糖即可。

美容功效：茅根性寒、味甘、无毒，具有凉血止血、清热利尿等功效，甘而不腻，利水养阴，适用于血热所致的月经过多；荸荠生津消热润燥，开胃消

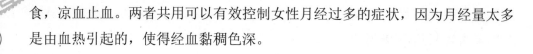

食，凉血止血。两者共用可以有效控制女性月经过多的症状，因为月经量太多是由血热引起的，使得经血黏稠色深。

益母绿茶

原料：益母草20克，绿茶2克。

做法：将益母草和绿茶放入杯中，用开水冲泡，盖盖闷泡10分钟即可。体内有寒气、孕妇、月经过多者不宜服用。

美容功效：益母草可祛瘀生新、活血调经、利尿消肿，可以疏通经络，促进局部血液循环，阻止血液阻滞对女性身体的侵害，有效缓解痛经；绿茶有养颜抗衰老的效果。两者并用，有活血调经、散瘀止痛、美容养颜之功效。

"花想容"教室

玫瑰花对皮肤起着保湿滋养，使干燥敏感肌肤及时恢复水润柔嫩的作用。玫瑰花不仅可以泡水喝，还可以做成爽肤水。将10朵左右的玫瑰花（约100克）洗净、滤干，放入砂煲或陶瓷容器中，加入100毫升矿泉水或纯净水，用小火煮，在煮开前停火。冷却后，将花水移到其他容器中，加盖保鲜膜，常温下放置2天，之后滤去花朵就成了玫瑰花水。玫瑰花水可以作为爽肤水使用，同时还可以配合纸膜敷脸。

养好"后花园"需滋阴，
滋阴美食让你更美更有女人味

肌肤水润，眼似秋水，嘴唇娇艳欲滴，相信每一个女人都想永远这样年轻美丽。要想让自己水灵，单靠外在保养远远不够，注重内在保养才是根本。滋阴才能养颜，尤其是需要给"后花园"滋阴，女人才能真正收获由内而外的美丽光彩。

美丽，是上苍对女人的赋予。渴望青春永驻，渴望美貌永存，渴望不衰老，是每个女人一生所追寻的，她们用一生在不断地寻找着美丽的秘方。其实一个人的容貌，除了先天因素以外，后天的精心调理和保养非常重要。滋阴美食就是让衰老迟来，让你靓丽年轻的法宝。

小敏本是个水灵灵的姑娘，但刚过30岁的她，最近几个月来，小肚子总是不断地隐隐作痛，皮肤也没有以前光鲜靓丽了，总是不断地冒出一些小痘痘或小疱，这让她异常烦恼。到了公司每年一次的例行体验了，她也如约去检查了，没想到自己竟得了盆腔炎，之前的腹痛也找到了原因，经过一段时间的治疗，同时小敏还根据医生的滋阴饮食建议，每天特意会给自己做一些滋阴食品，症状逐渐得到了改善，同时肌肤也有了很大的起色。

祖国传统医学认为，女性的美，源于"胞中"。"胞中"即是现代医学中的子宫、卵巢、盆腔、阴道等器官，也就是生殖系统。只有生殖系统健康，女人才能真正由内而外散发美丽光彩！

生殖系统健康，离不开滋阴食物。那女人到底吃什么最滋阴养颜呢？这对于每个年龄段的女人来说，有着不同的饮食护肤方法。

15～25岁的青春女性。处于这个年龄段的女性，正值月经开始来潮至生殖器官发育成熟的青春发育期，卵巢开始发育成熟，激素也不断地产生，皮脂腺分泌物增加，因此此时面部皮肤光滑无皱纹。不过，油脂较多，容易生出一些粉刺或疱疹。

这个年龄段的女性朋友，在饮食方面，需要注意多摄入富含维生素和蛋白质的食物，如白菜、韭菜、豆芽菜、瘦肉、豆类等。特别是豆制品，不仅可以供给人体需要的优质蛋白质，同时还能供给多种维生素和矿物质。

25～30岁。此阶段的女性处于生殖系统发育成熟的鼎盛期，但皮脂腺分泌开始逐渐减少。此时情感丰富，由于面部表情肌过度张弛，很容易生出皱纹。

处于这个年龄段的女性，在饮食方面应多吃富含维生素C和B族维生素的

第十章

『后花园』健康决定女人之美，用饮食帮你吃掉『难言之隐』

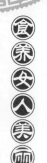

食物，如荠菜、苋菜、胡萝卜、番茄、红薯、金针菜以及豌豆、木耳、牛奶等。不吃易于消耗体内水分的煎炸食物。

30～40岁。此阶段的女性内分泌和卵巢功能较前渐趋减退，皮脂腺分泌减少，皮肤易于干燥，皱纹极易生成。

这个年龄段的女性饮食，要多吃鱼及瘦肉等动物蛋白质，保证氨基酸的供给，以补充皮脂腺的分泌。

40～50岁。绝大多数女性此时都要进入更年期了，卵巢功能减退，脑垂体前叶功能一时性亢进，致使植物神经功能紊乱而易于激动或忧郁，眼睑易于出现黑晕，面部阵发性潮红，皮肤干燥而少光泽。

这一年龄段的女性要多吃新鲜蔬菜和水果，以补充维生素，如白菜、油菜、雪里蕻、番茄、荠菜、山楂、酸枣、柠檬等，以调整植物神经功能，延缓面部皮肤衰老。

下面我们就来学几道滋阴食谱。

银耳鳜鱼片汤滋阴补肾，和血养颜

原料：鲜鳜鱼150克，水发银耳150克，豌豆尖40克，清汤750克，鸡蛋1个，干豆粉30克，盐、料酒、味精、胡椒面、姜片、葱段各适量。

做法：银耳用温水泡涨，择洗干净，装碗加水、姜片、葱段，上笼蒸20分钟，取出换开水泡上；鳜鱼开膛，去骨、去皮，片成4厘米长、2.5厘米宽、0.7厘米厚的片，用料酒、盐、胡椒面、味精码味，用蛋清、干豆粉调成糊拌匀；将清汤烧开，放入银耳，开锅后倒入大碗内；锅内另用清汤，将鱼片滑散，加豌豆尖，然后将鱼片和豌豆尖捞入银耳汤碗内即成。

美容功效：鳜鱼益脾胃，补虚损，对女性生殖系统有保健作用，滋阴养颜；银耳补血，滋阴。此汤滋阴养颜，益气和血，滋养肌肤。

银耳樱桃粥滋阴养颜，嫩白肌肤

原料：粳米50克，水发银耳50克，罐头樱桃30克，桂花糖、冰糖各适量。

做法：先将粳米煮成粥；放入冰糖溶化，加入银耳，煮10分钟；再放入樱桃、桂花糖，煮开后即可随意服食。

　　美容功效：银耳补血滋阴；常吃樱桃可以让皮肤光滑润泽，使面部皮肤红润嫩白，祛皱消斑，樱桃含铁极其丰富，可以缓解贫血，并且对孕妇、乳母贫血、月经过多、崩漏等多种妇科病症有一定的治疗作用。银耳樱桃粥补气养血、滋阴养颜、嫩皮肤、美容颜，适用于气血虚之颜面苍老、皮肤粗糙干皱者。

"花想容"教室

　　一般来说，滋阴清热和保血、养血、理气健脾同时进行，因此一些生热上火的东西就要少吃或不吃，这其中就包括我们烹调经常用到的香辛调料，如花椒、桂皮等；另外，爆米花、瓜子等小零食也尽量少吃或不吃。

第十章

「后花园」健康决定女人之美，用饮食帮你吃掉「难言之隐」